La Voix du corps

MADY MESPLÉ

La Voix du corps

Vivre avec la maladie de Parkinson

Avec la collaboration de Françoise Cariès

Michel LAFON

7-13, boulevard Paul-Émile-Victor – Île de la Jatte
92521 Neuilly-sur-Seine Cedex

www.michel-lafon.com

À ma fille,

– Préface –

par le Pr Olivier Lyon-Caen,
département de neurologie de l'hôpital
de la Pitié-Salpêtrière, Paris

Donner un sens à sa vie. Qui ne rêve qu'un jour cette formule puisse s'appliquer à la sienne ? Toutefois, si l'on accepte d'aller au-delà de soi-même, il est possible de reconnaître, d'identifier, de rencontrer aussi des êtres d'exception dont on peut dire sans se tromper qu'ils ont donné un sens à leur vie. Il n'est pas nécessaire d'attendre longtemps pour le savoir : parfois, dès leur jeune âge ils attirent le regard, suscitent l'interrogation, entraînent leur entourage et leurs amis. En un mot, ils ont une dimension qui les distingue.

Et pourtant, rien n'est plus éphémère que la gloire. L'expression artistique en offre des exemples multiples. Fragilité du créateur et de son interprète. La réussite se mesure non seulement à l'aura qui entoure l'artiste mais aussi à la durée qui accompagne sa reconnaissance. Travailler, répéter sans cesse, accepter la critique, reconnaître ses maîtres, revenir le moment venu aux fondements de son métier, tendre vers la perfection, douter pour mieux se reconstruire, demeurer fidèle aux principes de sa formation, tout en sachant s'adapter à l'évolution des techniques et des mœurs de son art – car un art vit et bouge comme la société qui l'entoure : telles sont les bases mêmes auxquelles doit se référer un créateur pour aspirer à la qualité.

Et puis il y a celles et ceux qui aident les autres à donner un sens à leur vie. Favoriser leur ouverture, leur épanouissement, les aider à respirer, à sourire, parfois même à reprendre espoir, à revivre.

Personnalités hors du temps.

Aider les autres à donner un sens à leur vie, c'est leur permettre de trouver en eux-mêmes des ressources nécessaires pour affronter les difficultés, les injustices. La maladie est la caricature de l'injustice. Elle peut devenir intolérable si elle est vécue comme une condamnation inexorable à la dépendance puis à une mort annoncée, alors même que la vie semblait entrouvrir la porte du répit, après tant d'années de travail. La maladie de Parkinson illustre ces propos. Débutant dans la majorité des cas vers l'âge de soixante ans – au moment où la retraite tant attendue se profile –, elle affecte environ 150 000 patients en France. Connue depuis près de cent cinquante ans, la maladie de Parkinson est due à des lésions très spécifiques qui intéressent certaines structures situées dans la profondeur du cerveau, et en particulier la substance noire ou *locus niger*. La dégénérescence, c'est-à-dire la disparition progressive des cellules de la substance noire, retentit sur des systèmes complexes impliqués dans le contrôle de la motricité. C'est ainsi qu'insidieusement apparaissent une raideur, un tremblement, un appauvrissement de l'activité gestuelle spontanée, des modifications de la marche. Il y a encore cinquante ans, on assistait, impuissant, à l'évolution de la maladie. C'est alors qu'une découverte majeure survint : la mise en évidence que les cellules de la substance noire sécrètent une substance, un médiateur chimique qui agit sur les systèmes situés en aval. Ce médiateur chimique s'appelle la dopamine, et c'est parce que la dopamine disparaît qu'apparaissent les signes de la maladie. L'administration de dopamine – ou plus précisément de son précurseur immédiat, la L-Dopa – bouleversa la vie des parkinsoniens. Ce fut un authentique éveil. Toutefois, au fil du temps, il apparut que les effets de la L-Dopa s'épuisaient, que des effets secondaires apparaissaient. Dans le même temps la recherche s'intensifiait ; elle est aujourd'hui foisonnante. Une avancée appelle une nouvelle avancée. De nouveaux médicaments agissant en d'autres lieux que la L-Dopa furent mis au point, et cela se poursuit. Plus récemment, des chercheurs français de grand renom, menés par le Pr Benabid, ont mis au point, après des années de recherche, un nouveau procédé, non médicamenteux, de traitement de la maladie de Parkinson : la stimulation cérébrale profonde. Il s'agit d'implanter par voie stéréotaxique, guidé par l'imagerie tridimensionnelle en résonance magnétique, des électrodes de tout petit diamètre dans un noyau impliqué dans le contrôle de mouvements, le noyau sous-thalamique, proche de la substance noire. La stimulation de ce noyau à l'aide de ces électrodes alimentées par une pile implantée contrebalance le déficit en dopamine et rétablit des fonctions proches de la normale. On peut ainsi réduire les doses de médicaments. Toutefois, les indications de la stimulation cérébrale profonde demeurent limitées, en particulier par l'âge. Il existe donc incontestablement une dynamique de la recherche sur la maladie de Parkinson qui englobe tout le champ des possibles : l'épidémiologie, à la pointe de l'identification de facteurs de risques environnementaux ; la génétique, avec l'objectif d'identifier des facteurs de prédisposition ; la biologie cellulaire, afin de comprendre les mécanismes de la mort cellulaire ; la thérapeutique, qu'elle soit médicale ou chirurgicale fonctionnelle. Il est clair aussi que le développement de la médecine régénérative laisse entrevoir de nouvelles perspectives de prise en charge. C'est cette sérénité, qui s'appuie sur les avancées de la recherche, que certains, avec l'aide en particulier des associations de patients – ici l'association France Parkinson –, essayent de transmettre aux blessés de la vie, afin de tenter de ne pas les laisser se replier sur eux-mêmes, de ne pas fermer les portes. Lutter pour que les patients ne finissent pas par s'oublier eux-mêmes. Privilégier le mieux-être, le progrès, afin d'aider celles et ceux qui souffrent et leur transmettre la lumière d'un espoir fondé sur la raison.

C'est l'œuvre d'une vie. Elle va s'ouvrir sous vos yeux, avec détermination et pudeur. Mady Mesplé est là, auprès de vous, simple et sublime à la fois. Clairvoyante, volontaire, malgré la blessure jamais cicatrisée qu'elle porte au fond d'elle-même, elle nous offre une lecture de sa vie et du sens majestueux qu'elle lui a donné.

Pr Olivier LYON-CAEN

– Introduction –

S’aimer pour avancer

Le 21 juin, premier jour de l'été. Je fais ma cure annuelle à Ussat-les-Bains. Ces trois semaines en pays ariégeois sont pour moi devenues rituelles. Les bains bouillonnants dans les eaux bienfaisantes, les massages des parties douloureuses de mon corps, la compétence et la gentillesse du personnel de l'établissement thermal, l'ambiance famsiliale qui y règne relèvent de mon univers. J'ai pris goût à Ussat. Mon corps l'apprécie, y reprend des forces. Ma voix s'y repose. Hier encore, si on me l'avait dit, j'aurais refusé cette évidence avec toute la véhémence dont je suis capable. Mais, aujourd'hui, après une matinée de soins, alors qu'à mon rythme, sans me presser, parce que rien ne presse sinon profiter de l'instant, j'avance sous les frondaisons touffues du parc, je sens, je sais que je suis ici chez moi, à ma place, parmi les miens, presque en famille.

En famille. Le mot n'est ni trop fort ni inapproprié. Les hommes et les femmes qui séjournent à Ussat sont liés par une maladie, la même pour tous, inexorable, quels que soient le stade et la forme de son développement. Ceux dont les tremblements sont très présents, ceux dont les gestes sont devenus aléatoires, ceux dont l'expression est souvent incertaine, ceux dont l'équilibre demeure précaire, tous sont tendus vers un même but, la vivre le mieux possible et vivre le mieux possible avec elle, c'est-à-dire la dominer, l'obliger à occuper le moins de place possible au quotidien. Oui, à Ussat, la grande famille des parkinsoniens – les vrais et les apparentés – se retrouve, affirme sa singularité et va de l'avant dans la bonne humeur. Je n'ai pas choisi cette parenté, c'est le moins que je puisse dire et, à tout prendre, j'aurais préféré ne pas en être. Les autres aussi, d'ailleurs. Le merveilleux est que tous ensemble nous finissons par rire de notre situation d'éclopés et par en tirer quelque plaisir. À midi, ma voisine de table, qui a beaucoup d'humour, nous a divertis en nous racontant la bataille qu'elle avait menée pendant sa toilette avec sa brosse à dents. Celle-ci refusait de lui obéir. Nous lui avons tous conseillé d'en acheter une électrique.

Sur ma gauche, l'Ariège glisse doucement vers l'aval. Son débit n'est déjà plus celui d'un torrent mais pas encore tout à fait celui d'une rivière. Le courant demeure rapide mais le flot va, paisible, transparent, à petit bruit. Parfois, les cris de jeunes gens qui s'essayent au maniement de la pagaie à bord de kayaks mettent une pincée d'enthousiasme dans ce paysage séculaire et sage. Ils rient du courant qui les jette sur les galets, de leurs maladresses qui ralentissent leur descente vers l'aval, de l'eau qui les éclabousse. Sur ma droite, au-delà de la petite route qui dessert la station, et rien de plus, trois curistes, trois femmes liées par une amitié tissée de séjour en séjour prennent le soleil à la terrasse de l'unique café. Sous le ciel sans nuages, à l'abri d'un parasol rouge, en sweats pastel et pantalons blancs, d'une élégance classique, de très bon goût et parfaits pour des aînées soucieuses de se plaire, elles mènent une conversation émaillée de rires. Oubliée leur maladie, oubliées leurs petites misères. Devant leurs verres de jus de fruits, un magazine est ouvert à l'une des pages consacrées à un mariage princier. Elles détaillent les toilettes, accordent des satisfecit, critiquent sans indulgence :

– Ces rayures, tout de même, quand on affiche de telles rondeurs !

Les diadèmes les captivent :

– Superbe ! Extraordinaire ! Tant de joyaux encore dans les familles ! Celui de la reine Hortense, tu crois qu'il m'irait bien ?

La réponse arrive dans un éclat de rire :

– S'il est à vendre, on se cotisera pour te l'acheter !

Il n'y a pas de fin pour les rêves de petite fille et pas d'âge pour jouer à la princesse.

Comment échapper à tant d'insouciante simplicité, à tant de sérénité ? Dans ce début d'été si bleu, sous ces feuillages si verts, tout malentendu, toute colère est abolie. Pas un arbrisseau, pas une racine pour rappeler la violence, l'épouvante, la douleur. Dans ce carré de verdure, entre les deux flancs de la montagne devenue grise à force d'arrêter, chaque été depuis des millénaires, les langues de feu du soleil triomphant, je vais en paix, à mon rythme, au rythme de mon temps, celui qui est accordé à ma vie, le seul à prendre en compte. En cet instant unique, moi, dont aussi loin que je me souvienne la vie a été rythmée par les cours, puis les contrats, les entrées en scène et les enregistrements, je m'accorde un instant de bonheur. Je savoure l'adhésion parfaite de mon âme et de mon corps à ce bel été.

J'ai connu des moments semblables. À mon âge avancé, que j'ai maintenant accepté et que j'ose, sans déplaisir mais avec regrets, regarder en face, ils forment dans ma mémoire un patchwork chatoyant et délicieux. Bien que ce ne soit pas mon occupation favorite, il ne me déplaît pas de feuilleter avec mes amis et ma famille cet album photo à nul autre pareil. J'y trouve mon premier prix de piano, mon premier prix de chant et mes débuts à Liège en 1953 dans *Lakmé*, de Léo Delibes, que je chante pour la première fois. J'y retrouve l'atmosphère de l'Opéra de Paris, celui du festival d'Aix-en-Provence, des plus grandes scènes du monde où je me suis produite, des duos avec Jacques Martin. J'y retrouve le chemin parcouru par la petite Toulousaine Mady, dont les parents se sont rencontrés dans une chorale de quartier, pour devenir la « Mesplée », comme disent les Italiens.

De ce corps fatigué à qui j'ai beaucoup demandé, j'ai beaucoup reçu. Il m'a d'abord donné ma voix. Sans cordes vocales, sans oreille, pas de cantatrice. Sans travail physique intense et régulier, sans hygiène de vie, sans discipline aussi stricte que celle que s'impose un sportif de haut niveau, pas de carrière internationale. J'ai toujours mis toute mon âme à réussir ce que j'entreprenais. Mais sans le soutien fidèle de mon corps, je n'y serais pas arrivée. Désormais, ce serviteur dévoué est atteint d'une affection réputée dégénérative, évolutive et incurable, d'un mal insidieux qui avançait masqué bien des années avant qu'il n'ose se manifester ouvertement. Pour m'opposer à lui, à son inexorable avancée, j'ai engagé une course contre la montre. Je ne cherche pas à l'anéantir, dans l'état actuel des connaissances c'est impossible, mais je peux le ralentir et lui jouer des tours.

Il ne me fut pas toujours facile de faire coïncider la soprano colorature et la femme. J'ai longtemps caché la femme derrière la cantatrice. Cela me convenait et donnait satisfaction à mon public. Les marques d'amour qu'il vous manifeste sont irremplaçables. Lorsque j'allais d'opéra en opéra, l'époque n'était pas à la « peopolisation ». Seule comptait la qualité de nos interprétations et peu importaient nos vies privées. Je suis restée fidèle à cette époque et j'ai toujours refusé de publier mes mémoires ou de faire un livre sur ma carrière. Mais aujourd'hui, à Ussat la paisible, mes semblables parkinsoniens, ceux qui les accompagnent et ceux qui les soignent, par leur gentillesse et leur compréhension, m'ont conduite à l'acceptation raisonnée de mon corps malade. Aussi, je veux que Mady et Mesplé se rapprochent, que la notoriété de l'une serve à l'autre et à tous ces malades – on parle de 150 000 cas en France – que la société, pauvre en structures médicalisées et en lieux de séjour adaptés, n'accepte pas aussi bien qu'elle le devrait. La recherche, qui fait des découvertes importantes, a besoin de progresser bien plus vite encore. Mon souhait le plus vif est que la médecine ne soit plus seulement en mesure de ralentir la progression et les effets de ce mal, mais qu'elle l'anticipe, le prévienne et l'empêche d'éclore.

Aujourd'hui, avec ce livre qui révèle ma maladie de Parkinson, avec ce livre émaillé de souvenirs, d'anecdotes personnelles, de rencontres multiples et diverses, je veux dire à tous qu'aucun combat n'est perdu d'avance, que l'esprit et le corps sont liés, que la force de l'un peut influer sur le combat de l'autre, que rien aux yeux de chacun n'est plus important que soi-même. Quelles que soient les circonstances, il faut s'aimer pour avancer, et pour aider son prochain, il faut d'abord l'aimer tel qu'il est.

– 1 –

Une saltimbanque à la maison

Sous ces arbres, qu'il est bon de rester assise sur un banc ! Comme autrefois avec maman. L'air est si doux, et la lumière si belle ! Retenir l'instant avec un dialogue. Nous savions si bien le faire toutes les deux. C'était notre plaisir. Nous parlions de tout et de rien, de nos menus soucis et de nos grandes préoccupations. Avec cette légèreté qui naît d'une authentique proximité entre deux êtres. Aujourd'hui, nous aurions sans doute commencé par évoquer Henri, le jeune professeur d'éducation physique des thermes dont je viens de suivre le cours. Tout le monde l'adore. À la fois patient et exigeant, parfois un peu rude, il est si efficace avec les petits groupes disparates qui se succèdent dans sa piscine, chacun faisant de son mieux et recevant avec plaisir les encouragements dont il n'est pas avare. Une vraie institutrice de classe maternelle ! Maman, qui avait toujours le mot juste, lui en aurait décerné le brevet sans hésiter. À la fin de sa vie elle tremblait beaucoup. Mais jamais il ne fut question pour elle de maladie de Parkinson. Seul le vieillissement en était responsable.

Maman ! Plus le temps passe, plus je mesure combien je l'aimais. Petite fille, je la trouvais belle, et elle l'était. Mince, de taille moyenne avec un visage agréable, toujours bien coiffée, toujours vêtue avec soin, préférant les camaïeux sages aux couleurs vives. Elle travaillait comme secrétaire dans une maison de confection et possédait un goût très sûr. Elle l'avait affiné au contact des bons faiseurs et des excellentes couturières qui habillaient alors les élégantes de Midi-Pyrénées.

Maman ! Une mère aimante, bien que peu démonstrative. Mais qui l'était à l'époque ? Dans le Toulouse de mon enfance imprégné de traditions rurales, se laisser aller ne se faisait pas et braver les usages relevait de l'impensable. Ces comportements qui soudaient la société et la hiérarchisait se transmettaient de siècle en siècle. L'opéra *Mireille*, de Charles Gounod, d'après Frédéric Mistral, qui l'hiver dernier a été présenté à Garnier dans une mise en scène de Nicolas Joël, en donne un bel exemple. Qu'un simple vannier ose lever les yeux sur la fille d'un propriétaire relevait du sacrilège. Pour nous rappeler cette réalité oubliée, il reste cette belle œuvre. Ce n'est pas rien ! Maman avait vu le jour à la charnière des XIXe et XXe siècles. Le Toulouse d'alors avait modelé son comportement, façonné sa pensée, orienté sa vie. Elle aurait voulu, je crois, devenir institutrice. La guerre de 1914-1918 l'en a empêchée. Elle ne me l'a jamais dit ouvertement et je n'ai jamais osé lui poser la question. Je respectais ses silences. Ils étaient notre bien commun et l'un des ciments de notre très profonde affection. Elle n'aimait pas que je l'interroge sur sa jeunesse, sur sa rencontre avec papa dans une chorale. S'épancher eût été dilapider les mots. Elle les gardait pour l'essentiel, et encore n'en usait-elle qu'avec parcimonie. Elle les choisissait précis, solides, lourds de sens et d'idées, protecteurs et instructifs. Mine de rien, ils faisaient leur chemin dans ma tête de petite fille. Elle me distribuait ses cartes et me laissait libre de m'en faire des atouts.

Au conservatoire, j'étais une élève sans problème, facilement dissipée, mais que l'on choisissait toujours pour chanter devant l'inspecteur qui venait visiter les classes une fois par an. Je chantais naturellement juste, d'une voix aiguë, un peu grêle mais juste. Après m'avoir écoutée, l'un de ces imposants messieurs a prédit devant tout le monde :

– Un jour, cette petite chantera *Lakmé*.

Les professeurs ont approuvé en hochant la tête et moi, fière mais ignorant totalement qui était Lakmé et ce qu'elle impliquait, je me suis précipitée à la maison rapporter l'avis de l'oracle officiel. Je n'ai pas été accueillie avec l'enthousiasme que j'attendais :

– Cet inspecteur dit n'importe quoi. Une saltimbanque à la maison, il ne manquerait plus que ça !

Le ton était tranchant, dépourvu de tout étonnement admiratif. Il n'y avait pas à y revenir. « Saltimbanque », le mot n'est plus beaucoup usité. Il a perdu de sa vigueur, s'est déchargé de la connotation péjorative et aventureuse qu'il possédait alors. Maman se refusait à m'envisager « sur les planches, allant de ville en ville, et pourquoi pas en roulotte, tant que tu y es ! ». Mère poule qui craignait pour le devenir de son poussin, elle n'en avait pas moins pris en compte la qualité de ma voix et s'était assurée de mes dons pour la musique. Elle avait pris contact avec un Espagnol qui avait été musicien à Barcelone avant de fuir le franquisme. Il vint à la maison. C'était un monsieur assez fort avec un gilet qu'il gardait toujours boutonné. J'ai, hélas, oublié son nom, mais j'étais alors haute comme trois pommes. Je n'avais pas encore quatre ans. Comme toujours, maman fut catégorique.

– Dites-nous si la petite est douée. Si elle ne l'est pas, on arrêtera tout de suite de lui faire donner des cours.

Il confirma mes dons et me donna mes premières leçons. Il a dû se montrer pédagogue avec la toute petite fille que j'étais, car il me fit aimer la musique et l'effort de concentration.

À sept ans et demi, avec une dispense, j'entrai au conservatoire de Toulouse. J'étais heureuse et fière. La réputation de cette école n'était plus à faire. Depuis 1840 elle était une annexe du conservatoire de Paris. Dans la Ville rose, où l'on aime depuis toujours la musique, le chant et le bel canto, enseignaient des professeurs de qualité recrutés dans toute la France. Je revois le jour ensoleillé de mon admission. Je m'entends encore annoncer la bonne nouvelle à ma grand-mère paternelle, qui habitait à cent mètres de chez nous et chez qui j'allais souvent obtenir en douce un second dessert. J'entends encore ses félicitations qui, bien que mesurées, me donnèrent dans l'instant le sentiment que tout le quartier Esquirol, où nous habitions, se réjouissait de ma bonne fortune. Ce n'était pas de la vanité, juste la satisfaction d'avoir remporté un défi.

Mme Marchant m'accueillit dans sa classe de piano. Habillée de gris, les cheveux tirés en un chignon qui accentuait son air sévère, elle était cependant suffisamment douce pour me conduire devant l'obstacle et m'aider à le franchir. Elle me reprenait ou m'encourageait avec un ton aimable sous lequel pointait une exigence non négociable. Cette intransigeance sous-jacente me convenait. J'étais alors une blondinette à cheveux courts avec une frange à la Jeanne d'Arc, comme on disait alors, et un caractère déjà bien affirmé. Mme Cayla, qui fut une seconde mère pour moi, m'accepta dans sa classe de solfège. Avec elle aussi je m'entendais bien. Elle m'ouvrit l'immense champ de l'écriture musicale, ses signes, ses conventions, ses découpages et leur fonctionnement. Je découvris la durée et la hauteur des notes, le rythme et les intonations qu'il convient de leur donner en vertu de la transcription qui en a été faite. Mon oreille absolue me facilitait la tâche. Je me mis tout de suite à l'étude avec d'autant plus de plaisir que mes deux professeures surent me motiver et me contraindre à apprendre tout en me respectant. J'aimais les difficultés et elles savaient les graduer pour me donner l'envie d'en triompher.

Nous n'avions pas de piano à la maison, mais il devint assez vite évident qu'il m'en fallait un. Maman en dénicha un d'occasion. Nous allâmes d'abord le voir, en discuter le prix. Je l'essayai avec déjà le désir de le posséder. On l'installa dans la salle à manger et je pus m'exercer autant que je le souhaitais.

Au bout de deux ans, je dus changer de classe. Je souhaitais entrer dans la classe de piano de Mme Daurat. Le directeur ne l'entendit pas de cette oreille et m'imposa d'intégrer celle de Mlle Lioux, qui devint plus tard la seconde épouse d'André Malraux. C'était une excellente pianiste, mais ma sensibilité ne s'accordait pas avec celle de cette jolie et élégante jeune femme brune aux yeux noirs. Il y avait entre nous une incompréhension qui tenait autant à son éducation et à ses goûts qu'aux miens. Ses élèves, essentiellement des filles, étaient issues comme elle de la bourgeoisie toulousaine et castraise. Elles formaient un petit groupe avec lequel l'enfant d'Esquirol qui abordait l'adolescence n'était pas à l'aise. Je me sentais à part, exclue. Mlle Lioux me proposa trois ou quatre morceaux, dont un prélude de Debussy. Je n'éprouvais plus de plaisir à jouer. Reçue première au concours d'admission, je cessai de travailler et n'offris plus que des prestations médiocres. Maman, qui se rendait compte de mon mal-être, choisit comme toujours une périphrase pour me signaler qu'elle l'avait remarqué mais qu'elle me laissait le soin de le régler : « Le piano ? Tu ne le fatigues pas beaucoup en ce moment ! » me glissait-elle à l'occasion, sans trop insister.

Je ne fus pas loin d'abandonner le conservatoire. Je n'arrivais plus à m'y exprimer et à m'y épanouir. Je m'y ennuyais. L'amitié qui me liait déjà à une autre élève, Jane Berbié, mon amie depuis soixante-dix ans, ne parvenait pas à me stimuler. Je dépérissais. Malgré tout, je fus reçue à l'examen d'admission. Mais avant-dernière. À ce concours, il y avait un morceau imposé. Ce fut, cette année-là, le concerto en *mi* mineur de Chopin, pour moi une révélation, une rencontre magique. Pourquoi ? Je ne sais pas. Le romantisme, le calme, la sérénité qui émanent de cette œuvre trouvèrent un écho en moi, touchèrent une fibre essentielle. Je retrouvai aussitôt mon enthousiasme pour le piano et le conservatoire et me mis au travail avec acharnement. Mon interprétation fut jugée « excellente » par le jury. J'obtins une médaille qui me permettait de passer dans la classe supérieure. Comme à son ordinaire, maman enregistra ce succès sans le souligner par des félicitations.

J'avais douze ans et j'étais élève dans la classe de Mme Daurat. Je n'étais pas peu fière. Immédiatement, auprès de cette femme bien en chair, à l'accent marseillais très prononcé, je me suis sentie en confiance. Elle aimait ses élèves et m'a aimée. Elle formait avec Didier Daurat un couple atypique. Le célèbre aviateur n'était pas toujours facile à vivre. Sa passion pour l'aviation passait d'abord. Leur voyage de noces est à l'image de ce que fut leur vie par la suite : le jour même de leur mariage, Daurat embarqua sa belle pour une escapade à Casablanca ; mais un problème technique au-dessus de l'Espagne les obligea à se poser dans un champ... Cela ne m'empêchait pas de rêver d'un voyage en avion avec ce pionnier de l'Aéropostale. Lorsque je me rendais au domicile des Daurat, ce « dieu vivant » m'impressionnait trop pour que j'ose m'adresser à lui autrement qu'en le saluant d'un rapide « bonjour monsieur ». Mais, beaucoup plus tard, lorsqu'en avion j'ai pour la première fois franchi la cordillère des Andes, je lui ai envoyé une carte postale. Est-ce aussi parce que cet as de l'aéronautique m'avait marquée que j'ai épousé un pilote d'essai ? Sans oublier l'amour et la complicité qui nous unissaient mon mari et moi, il m'est plusieurs fois arrivé de me demander s'il n'y avait pas là cause à effet.

Raymonde Blanc-Daurat ne s'est pas contentée de me transmettre ses connaissances, elle m'a dévoilé un art. Elle m'a façonnée et menée là où elle voulait que j'aille sans attenter à ma personnalité. Elle a su s'imposer et éviter les conflits avec la jeune entêtée que j'étais. Grâce à son sens de la pédagogie qui ne lui a jamais fait défaut, elle a résisté quand il le fallait, reculé à l'occasion pour mieux me faire avancer, et, pour finir, trouver un terrain d'entente satisfaisant. Elle voulait que je joue du Beethoven. Avec l'intransigeance de mon âge, je le trouvais vieux et ringard. Elle n'insista pas au-delà de ce qui était nécessaire pour affirmer son autorité de professeure. Je voulais travailler Chopin. Elle m'imposa Liszt et j'obtins le premier prix de piano.

Pendant cette période, parallèlement, je continuai à apprendre le solfège avec Mlle Pauly. À peine étais-je rentrée dans sa classe qu'elle se mariait, mais d'abord par habitude et par affection, puis par la suite parce que cela nous amusait, nous avons continué à l'appeler mademoiselle :

– Comment vont vos enfants, mademoiselle Pauly ?

Nous riions parce qu'à l'époque avoir un enfant en étant demoiselle ne faisait pas partie des mœurs. Cette plaisanterie à répétition ne nous empêchait pas de la respecter et de l'apprécier. Elle avait de l'autorité, et il en fallait pour diriger une classe de vingt-cinq étudiants dont j'étais, et de très loin, la benjamine. Je dois beaucoup à cette excellente professeure, et ma voix plus encore.

Mlle Pauly a entendu que je perdais le timbre de ma voix. Je chantais trop, à tue-tête, et n'importe quoi. Le jeudi, alors jour de congé pour les scolaires, la maison retentissait toute la journée de mes vocalises. Comme je possédais les partitions des opéras et que je savais les déchiffrer, je chantais toutes les lignes de chant. J'étais tour à tour, et au gré de ma fantaisie, la soprano, le baryton, le ténor, les divers instruments et l'orchestre. Je régnais sur un théâtre de rêve sans aucun égard pour mes cordes vocales. Mlle Pauly a convoqué mes parents et mis un terme à ce massacre. En ma présence, elle a expliqué à maman que le traitement que j'infligeais à ma voix pouvait provoquer des dommages irrémédiables. Je l'entends encore :

– Elle peut la fatiguer à vie.

Alors qu'un orage s'abattait sur mes rêves et mes habitudes, je ne voyais là qu'une réprimande, un frein à mettre à mes envies de chanter, et déjà j'envisageais quelques possibilités d'entorse à la règle qui allait entrer en vigueur à la maison. La suite fondit sur moi comme la foudre :

– À l'adolescence, comme les garçons, les filles, mais de façon moins perceptible, connaissent une mue. Comme le reste de leur corps, leur appareil vocal se transforme. Si on le force, si on ne respecte pas le temps de cette mutation, il peut être victime de lésions irréversibles, poursuivit Mlle Pauly. Madeleine doit arrêter de chanter.

Les mots commençaient à m'atteindre lorsqu'elle se tourna vers moi :

– Tu veux chanter plus tard ?

– Oui, répondis-je d'une petite voix.

– Alors tu dois te taire maintenant.

L'avait-elle dit avec douceur ? C'est possible, mais cette phrase tomba sur moi avec la violence et le tranchant d'un couperet. Je ressentis aussitôt une immense douleur, plus violente encore que celle que me provoqua l'annonce de ma maladie de Parkinson. Pourtant, ce jour-là, j'ai dû admettre que la maladie venait d'envahir ma vie, en avait pris possession par effraction. Elle s'y était installée sans y être invitée, avait pris une place que je ne lui avais jamais accordée. L'âge vint à mon secours. Il m'apporta l'indispensable dose de fatalisme qui me permit d'accepter mon nouvel état. Me révolter ne servait à rien sinon à augmenter mon désarroi. Je devais m'habituer à ce mal, composer avec lui, vivre avec lui et malgré lui. Dans cette bataille, il était important de conserver l'avantage le plus longtemps possible. Je m'y attelai aussitôt.

Mais un adolescent à qui l'on dit qu'il doit renoncer à sa passion, une passion à laquelle il souhaite se vouer, ne comprend pas ce qui lui arrive. Son univers se dérobe sous ses pieds. Il manque d'air et de lumière. Il n'a que sa souffrance pour horizon. Elle l'envahit, le tient, le torture. Il ne sait plus où donner du cœur et de la tête. Pour avoir connu ce traumatisme, je sais combien il est atroce. Pourtant, devenue professeure, j'ai dû l'infliger, en plusieurs occasions, à des adolescentes amenées par des parents persuadés que leurs enfants chantaient merveilleusement. La voix de ces enfants, de douze ou quatorze ans, « n'arrivait pas », ne s'épanouissait pas. Je leur ai dit qu'elles devaient cesser de chanter au mieux un moment et peut-être pour toujours. J'ai dû affronter des flots de larmes et même des regards vipérins. Ma douloureuse expérience et ma compassion ne leur étaient d'aucune utilité. Je le sais.

– 2 –

Sur le chemin de *Lakmé*

J'avais quinze ans, un premier prix de piano et une interdiction temporaire de chanter. Un temps j'avais envisagé de quitter Toulouse et de vivre à Paris pour poursuivre des études supérieures de piano. Mais ma famille fit ses comptes et fut contrainte de reconnaître qu'elle ne disposait pas de l'argent nécessaire à mon installation et à mon entretien dans la capitale. Je dus renoncer. Maman en fut très malheureuse. Moi, beaucoup moins. Pour douloureux qu'ils fussent, cet interdit et ce renoncement n'entamèrent ni ma vitalité ni la confiance que j'avais en moi. Mon tempérament me poussait déjà à ne pas m'attarder sur l'irréalisable et l'impossible et à m'attaquer sans attendre à ce qui m'était accessible et dans lequel je pouvais m'épanouir. Le conservatoire m'ouvrait toujours ses portes. Il demeurait le lieu où la musique satisfaisait mon besoin d'exaltation et de beauté, d'ordre aussi et d'harmonie. Mme Daurat m'y accueillait avec bienveillance. Quand une place d'accompagnatrice se libéra, elle fit appel à moi. Au piano, j'accompagnais les élèves chanteurs d'art lyrique, y compris pour les prix, et, suivant les besoins, ceux qui jouaient du violon, de l'alto, de la contrebasse, du basson, de la flûte ou de tout autre instrument. Je m'appliquais, consciente de la responsabilité qui m'était confiée et voulant m'en montrer digne. Pour ce travail à l'année auquel je tenais, je touchais un franc l'heure, trois fois rien, mais ce furent mes premiers salaires. Un jour, à la fin de 1948, Mme Daurat me demanda de la remplacer dans l'accompagnement du jeune violoniste Christian Ferras, dont l'accompagnatrice habituelle était indisponible. Il n'avait pas dix-huit ans, mais son talent était déjà reconnu. À peine avait-il remporté, à treize ans, le premier prix de violon et le premier prix avec médaille de musique de chambre du conservatoire de Paris que sa brillante carrière avait débuté par une tournée en France. Ce génial musicien arrivait dans le Sud-Ouest précédé d'une réputation de jeune prodige et de virtuose, d'artiste instinctif à la sensibilité frémissante. J'avais peur, j'hésitais, je doutais de mes capacités. Mme Daurat insista. Le concert devait se dérouler à Agen. Je m'y rendis. J'obtins de bonnes critiques, les premières. Je les découvris dans la presse et en rougis de plaisir.

La guerre, la terrible Seconde Guerre mondiale avec son cortège d'horreurs et de privations, était passée près de moi sans m'atteindre. Ma famille avait fait son possible, avec succès, pour m'en protéger. Je n'en ignorais pas l'essentiel, du moins ce qui en était connu et ressenti chez nous, j'en subissais comme tout un chacun les contingences. Il était difficile de se procurer de la nourriture, du charbon pour le chauffage, du cuir pour les chaussures, du tissu pour les vêtements. Avec ses tickets de rationnement, il fallait faire la queue pour acheter à manger et se procurer ce dont une maison a besoin.

– Quelle époque ! disait ma grand-mère. Dépendre de la bonne volonté d'un épicier, si ce n'est pas malheureux !

À l'école, dans la rue, au catéchisme, je rencontrais des enfants de réfugiés. Toulouse était alors la capitale de la France libre. Des Espagnols, des Français du Nord, des gens de toute l'Europe fuyant le nazisme s'y étaient repliés. La région était en ébullition, mais j'étais trop jeune, dix ou onze ans à peine, pour m'en rendre compte. Prise par ma passion pour la musique, j'ai traversé cette période troublée sans en être réellement affectée et sans m'être sentie une seule fois en danger, même pas lorsqu'au début de 1943, après que les troupes allemandes eurent pris position dans la ville, mes parents m'expédièrent tous les soirs par l'autobus à Castanet, en banlieue toulousaine, chez une cousine de ma grand-mère paternelle où j'étais à l'abri d'éventuelles bombes nocturnes.

Je n'assistai pas davantage à la libération de Toulouse les 19 et 20 août 1944. De l'effervescence et de l'agitation qui s'ensuivirent, de la joie profonde et grave qui s'empara de la population, je ne recueillis que des échos lointains et tardifs. Sentant monter le danger et devant l'imminence des événements, ma famille m'avait envoyée passer les mois d'été à quarante kilomètres, en pleine campagne. Dans ce petit village, la guerre avait peu de prise sur le quotidien. Ses rumeurs y parvenaient, certes. Mais pour nous, les jeunes, elles relevaient du monde des adultes et nous concernaient à peine. J'occupais mes journées à garder un troupeau d'oies. À la ferme, où chacun devait se rendre utile, cette tâche m'avait été attribuée. J'y pris goût. La petite citadine que j'étais découvrit chez ces volatiles des besoins, des habitudes et une affectivité. Dans les pérégrinations alimentaires que je leur imposais, elles réclamaient un temps de repos à heure fixe. Je le compris et le respectai. Elles m'en furent reconnaissantes à leur manière jacassante. Entre elles et moi, il s'établit assez vite une confiance à laquelle, malgré le long temps écoulé, je ne peux repenser sans un peu de tendresse à leur égard.

Lorsque à l'automne je rejoignis ma famille, Toulouse était déjà entrée dans l'après-guerre. Les rues, les places, même les plus petites, grouillaient de monde. Il y avait dans l'air une volonté de chasser les années sombres, une soif de vivre et une envie de s'amuser qui faisaient chaud au cœur. Bien que les approvisionnements soient toujours aussi difficiles, à tous les niveaux la ville s'agitait, bricolait, rafistolait, réparait, inventait, créait. Nul ne pouvait échapper à cette joyeuse frénésie. Je m'y coulais avec délice, bien décidée à en prendre ma part. Mais comment ? J'étais à l'âge où l'on abandonne le cocon de l'enfance, celui aussi des premiers regards et des premiers émois, des envies de jolies robes et de talons hauts, des rêves dans la tête. L'année précédente, année de mes prix, j'avais souhaité abandonner l'école. La musique m'accaparait. Je manquais de temps et d'appétit pour toute autre étude que musicale. Maman l'avait admis et ne s'était pas opposée à ma décision. Je débordais d'une énergie que ma voix canalisait jusque-là. Mon corps réclamait une activité permanente.

À l'époque, si quelqu'un m'avait annoncé que je trouverais un jour du bien-être et de la satisfaction à rester assise, seule, un long moment sous de grands arbres, je ne l'aurais pas cru. Sur ce simple banc de bois, je refais mes forces, j'oublie ma rigidité musculaire et ses désagréments, la lourdeur de mes jambes et mes mouvements saccadés. Je savoure les petites victoires de la matinée, des flexions réalisées grâce à la bonne entente qui règne entre soignants et soignés. Tout à l'heure, en sortant de la piscine, nous nous sommes congratulés, tant nous étions fiers des résultats. Flexions, extensions des deux jambes, alternativement sans à-coups en étant capables de stopper les mouvements à la demande. Que les kinés et masseurs, mes coachs à longueur de mois, sachent combien ils sont importants, combien j'ai besoin d'eux autant que des neurologues, des médicaments et de l'activité quotidienne dont je ne saurais me passer. Étrange, mais indispensable cocktail !

Il était trop tôt pour que je chante, mais rien ne m'interdisait de jouer du piano. Dans la fabrique de chemises pour hommes où maman était secrétaire, une de ses collègues était mariée avec un musicien. Son groupe jouait dans les bals populaires de la région et cherchait un pianiste. « Une pianiste, pourquoi pas ? Si elle joue bien… » Je bondis sur l'occasion. Ravie mais inquiète, vêtue de ma plus belle robe, serrée à la taille et largement évasée en corolle, fière de mes seize ans et de mon savoir-faire, avec son orchestre j'ai fait mes débuts un samedi soir à Moissac en Tarn-et-Garonne. Ce soir-là, je découvris une façon nouvelle d'aborder la musique. Point de partition spécifique pour piano. Le chef donna le *tempo* et je dus m'adapter, rester dans le ton et le rythme sans me presser ni ralentir. Ma formation classique ne m'avait pas préparée à cet exercice. Face à mes partenaires qui étaient de bons musiciens, je me trouvai démunie. Je dus improviser, ce qui ne fut pas une mince affaire. Je dus, comme on dit, mouiller ma chemise, au propre comme au figuré. Frêle silhouette derrière le grand piano, je m'accrochai au clavier pour affronter ce baptême du feu sans sombrer. De sueurs froides en coups de chaud, je survécus. À la fin de la soirée, je rentrai à la maison le cerveau endolori. Je venais de découvrir le travail à l'oreille, « à la feuille », disait-on dans notre jargon, et d'ajouter une corde à mon arc.

Rapidement, je ne me contentai pas des orchestres de bals et de dancings. Il m'arrivait aussi d'accompagner des artistes de variétés qui attiraient les foules dans les cabarets de la Ville rose, au Plazza ou à l'Albrighi. Lorsqu'il se produisit à Toulouse, je fus la pianiste d'Armand Mestral, un excellent artiste aujourd'hui oublié. C'était un beau brun, à la carrure avantageuse, doté d'une belle voix de basse. Il n'avait pas encore débuté son impressionnante carrière au cinéma. Entre les années cinquante et quatre-vingt-dix, il incarna avec talent des seconds rôles dans plus de soixante films et fut à la télévision l'un des acolytes des *Brigades du tigre*. Dans l'immédiat de l'après-guerre, il se taillait de beaux succès sur scène en interprétant des airs tirés de l'opérette *Mississippi* comme « Jezabel » et « Old Man River ». Je ne lui déplaisais pas, mais il était hors de question que je réponde à ses avances. Je n'aurais été que sa passade toulousaine. Cela n'entrait pas dans mes vues. Je l'informai que je rentrais tous les soirs chez mes parents, certes tard, pas toujours à l'heure, mais que j'y rentrais.

Il m'arriva aussi d'accompagner Pierre Doris. Il écumait alors les galas et les cabarets dans un one-man-show. De ville en ville, il expérimentait l'humour acide et désopilant sur lequel, par la suite, il bâtit sa réputation. Il l'exerçait sur tous ceux qui passaient à sa portée. J'en fus la cible à plusieurs reprises.

– En quel ton voulez-vous que je joue ? lui demandai-je. En *do* majeur, en *si* bémol, en *fa* ?

– En ce que tu veux, me répondit-il, de toute façon je chanterai ce qui me plaît.

Il ne me restait plus qu'à m'adapter à son humeur. J'étais partagée entre la colère et le rire. Avec lui, il valait mieux choisir le rire.

Un soir, l'œil débordant de malice, il s'appuya sur le piano à queue, se pencha en avant et, d'un geste théâtral, déposa un réveil non loin de mes partitions. Ce réveil était rituel et appartenait à son folklore. Comme, une fois en scène, il ne s'arrêtait plus, il attaquait son spectacle avec un réveil emprunté aux machinistes, à la concierge ou au directeur du théâtre. Il en réglait la sonnerie sur l'heure à laquelle il était prévu que s'achève le spectacle. Quand le temps imparti était écoulé, le réveil sonnait et signifiait le mot « fin » au public. Doris s'arrêtait instantanément, même au milieu d'une phrase. Je crois qu'il jubilait. Soumettre les gens à l'imprévu, les déstabiliser sans méchanceté faisait partie de sa nature. Je m'y étais habituée et ne lui en voulais plus.

Un autre soir, devant une salle bondée, il me supplia presque à genoux, soudain enjoué :

– Joue bien, applique-toi !

J'attaquai le morceau. Alors, lui, prenant le public à témoin, laissa tomber, faussement désolé :

– Voyez, les miracles ne se reproduisent pas.

Stupéfaite, j'en oubliai de lui manifester ma colère. Je pris le parti d'en rire, le public aussi. Il fallait accepter Pierre Doris tel qu'il était ou s'en aller.

Je démultipliai les engagements au détriment du repos et de ma santé. Quatre heures de sommeil par nuit furent très souvent, trop souvent, ma norme pendant ces cinq à six années d'après-guerre. À ce régime, mon corps finit par montrer des signes de fatigue. Je les ignorais. Je ne savais pas encore l'écouter.

Je n'en avais pas compris l'importance. Mes bronches s'encombrèrent. Comment éviter une quinte de toux, comment ne pas éternuer bruyamment au milieu d'un chant ? Comment se retenir jusqu'à avoir la poitrine en feu ? Je finissais par ressembler à la Traviata rongée par la phtisie. Une crise d'appendicite larvée vint couronner ce délabrement physique et m'obligea à le prendre en compte. J'aurais pu retarder l'opération, mais ne serait-elle pas devenue urgente au milieu d'un concours, d'une audition ? J'éliminai ce risque et programmai l'intervention chirurgicale. Si je n'ai pas respecté mon horloge biologique autant qu'il eût été souhaitable – certes, j'ai négligé ses alertes –, j'ai veillé à ce qu'elle perturbe le moins possible mes projets.

Je fus hospitalisée et opérée à la clinique Saint-Michel de Toulouse. Premier contact avec le monde hospitalier, que je vécus comme un simple contretemps, un moment inopportun, une expérience désagréable et intempestive à inscrire au compte de mes mésaventures. Ma jeunesse m'interdisait d'accorder de l'importance à cette intervention, de lui envisager un quelconque poids sur mon avenir. Au lendemain de l'opération, je repris l'étude de mes partitions. Elles m'aidaient à supporter la douleur, m'en détournaient, me conduisaient vers la guérison. Quand les infirmières virent mes feuilles pleines de notes étalées sur les draps, elles crurent que j'allais pousser la chansonnette.

– Ne vous faites pas de souci, leur dis-je. Je lis la musique et ma connaissance du solfège me permet de l'entendre dans ma tête.

Incrédules mais curieuses, elles s'éloignèrent sur la pointe des pieds, prêtes à faire marche arrière aux premières envolées lyriques. Mais elles n'eurent pas à revenir.

Occupée à gagner ma vie, je n'en continuais pas moins à souhaiter me frotter aux grands airs d'opéra. Avec eux était ma destinée. Je compensais le silence qui m'était imposé par de fréquentes visites au théâtre du Capitole. L'un de mes oncles y était choriste. Comme lorsque j'étais enfant, il venait me chercher à la maison, le dimanche après-midi.

– J'ai une surprise pour toi, disait-il, l'air mystérieux.

– Une récompense, alors ?

– Oui, une récompense.

Entre nous c'était un jeu, un plaisir partagé depuis des années, une joie que nous nous offrions. En sa compagnie et grâce à lui, j'ai approché très tôt des œuvres puissantes, des voix remarquables et des mondes intérieurs dont je revenais émerveillée. J'ai serré la main et échangé quelques paroles avec des artistes tels que le baryton Maurice Vidal, qui faisait alors les beaux jours du Capitole avec des opérettes comme *La Veuve joyeuse*, de Franz Lehar, ou *Rose de France*, d'André Mouezy-Eon et Albert Willemetz. Immense privilège, avant et après la représentation, j'ai pu quelquefois accéder aux coulisses, saint des saints au théâtre, interdit au public, et je me prenais à rêver : « Moi aussi, bientôt… » C'était une véritable fourmilière, un spectacle passionnant pour l'enfant que j'étais. Maquilleuses, accessoiristes, cintriers, éclairagistes, habilleuses s'activaient, chacun à sa place. Je découvrais ces métiers dont je pressentais l'importance. Je les regardais agir en silence, attentive à ne pas gêner. À me trouver là, je ressentais de l'orgueil et un plaisir diffus. J'emplissais mes narines des odeurs qui me parvenaient, odeurs mélangées, indéfinissables, mais aussi de fleurs ou d'encens à l'approche de certaines loges où je me risquai à jeter un œil, récoltant parfois un sourire ou un « qui es-tu, ma mignonne ? ». Cet envers du décor nourrissait mon imagination. J'en rêvais le soir avant de m'endormir.

Pendant quatre ans j'ai suivi à la lettre les recommandations de Mlle Pauly. Ma confiance en son jugement était totale et aujourd'hui encore j'éprouve pour elle de la reconnaissance. Je n'ai pas chanté. Pas une seule fois. Inutile de me supplier. Je campais sur ce conseil que je savais capital pour moi. Un soir à Cajarc, dans le Lot, les musiciens de l'orchestre, pour je ne sais quelle raison, révélèrent aux gens de la paroisse que je savais chanter.

– Ne pourrais-tu pas chanter un *Ave Maria* pour nous demain à la messe ?

Je refusai avec la dernière énergie.

– Quel sale caractère ! en conclurent-ils.

Je me rebiffai :

– Je n'ai pas sale caractère ! Je ne veux pas être mauvaise, un point c'est tout.

Je m'enfermai dans un silence qu'ils prirent pour une bouderie. Je n'allais tout de même pas leur révéler mon secret !

J'avais dix-huit ans. Mes épaules s'étaient arrondies, ma poitrine avait pris du volume, mes cordes vocales s'étaient affermies. J'aimais à me regarder dans la glace de ma chambre. Elle me renvoyait l'image d'une jeune fille rousse dont le corps s'était épanoui en suivant les consignes de Mlle Pauly. Comme elle me l'avait suggéré, je m'étais donné le temps de me construire, de me consolider physiquement. Je portais la main à mon cou. Je sentais mon larynx et mon sang qui battaient dans ma gorge. J'étais prête à aborder l'apprentissage du chant. Je le sentais. Je le voulais.

Sans abandonner les accompagnements dans les bals et les cabarets, je repris le chemin du conservatoire pour y suivre les cours de chant de Mme Chauny Lasson Izar.

J'y retrouvai ma complice de toujours, Jane Berbié, qui y faisait aussi ses classes.

Mme Izar, cantatrice et épouse du directeur du Capitole, était une jolie femme qui avait de l'allure, toujours vêtue avec élégance et à la mode. Elle avait un faible pour les tailleurs façon Dior, alors très en vogue. En hiver et en demi-saison, elle les choisissait en tweed, buste long, taille marquée, col formé. L'été, elle leur préférait des robes légères souvent fleuries, rehaussées d'un collier qui « habille », disait-on. Elle me prit sous son aile et entreprit ma formation. Je lui dois une bonne technique vocale. Grâce à elle, je commençai à acquérir la maîtrise de l'instrument qu'est la voix. Je découvris que je pouvais étendre sa tessiture, enrichir son timbre, organiser le passage de la voix de tête à la voix de poitrine, émettre un vibrato naturel, augmenter sa puissance et, par conséquent, la fatiguer moins rapidement. Bien chanter, poser correctement sa voix n'est pas inné, mais le fruit d'un travail régulier, constant et minutieux. Je m'y employai. Trilles, arpèges, notes piquées, je me mettais à l'écoute de ma voix, je l'entendais, légère, aiguë, agile, et j'en éprouvais un plaisir immédiat, physique, quasi sensuel.

Avec ma fougue naturelle, j'aurais aimé brûler les étapes. Mme Izar disciplina mes envies, les transforma en difficultés à franchir, en niveaux à atteindre, en méthode pour y parvenir. Elle ne ménagea pas ses conseils, comme une mère en donne à sa fille et la surveille du coin de l'œil pour s'assurer qu'elle en tient compte. À sa demande, je lui rendais souvent visite à son domicile, ce qui lui permettait de mieux conduire ma progression. Un monde nouveau s'ouvrait devant moi, dont je ne mesurais pas l'étendue, mais que je percevais vaste et passionnant, que je souhaitais explorer sans attendre. Je fis quelques tentatives auprès de Mme Izar pour m'en faire donner la clé. Avec son bon sourire, elle me vit venir :

– Impatiente, va ! Les récompenses se méritent, ma petite.

Il y avait de la tendresse dans son regard et de l'amusement sur son visage. Lui rappelais-je sa jeunesse et ses propres impatiences ? Puis elle ajouta :

– Notre art est un dieu jaloux qui n'admet pas le partage. Souviens-t'en.

Pour aussi fatigants qu'ils soient, j'acceptais les exercices. J'étais heureuse de leur consacrer plusieurs heures par jour. Cette discipline à laquelle j'allais me soumettre tout au long de ma carrière ne me pesait pas. Au contraire. J'apprenais le métier que j'avais choisi, auquel depuis toute petite je me sentais destinée. Je commençais à me familiariser avec les rôles, à sentir leur couleur, à m'en imprégner.

Je ne me souviens pas avec exactitude du jour et de l'instant où cette découverte s'est imposée à moi, mais elle fut capitale : soudain j'ai su que Lakmé était entrée en moi, que son chant très doux et très beau m'habitait, que ma voix aiguë lui convenait parfaitement. Je demeurai immobile, émue à en pleurer, secouée jusqu'aux tréfonds de mon être.

J'avais vingt ans et avais obtenu mon premier prix de chant en juin. Mme Izar, qui était d'origine belge, projetait de se rendre avec son mari à Liège pour y passer quelques jours de vacances. Avant de diriger le théâtre du Capitole de Toulouse, Louis Izar avait mené une carrière de ténor au talent internationalement reconnu. Sa création et son interprétation du prince Sou-Chong dans l'opérette *Le Pays du sourire* au Théâtre royal de Gand en avril 1932 avaient fait date. Il entretenait d'excellentes relations avec les directeurs de théâtres belges. Les Izar me proposèrent de faire partie de leur voyage et de passer une audition à l'Opéra de Liège, dont ils connaissaient le directeur. Nous devions loger chez leurs amis, Léon et Fanny Wanten, également très introduits dans le milieu.

Ai-je beaucoup hésité ? Ai-je seulement hésité ? Il faut croire que non, car je n'en ai aucun souvenir. J'allais affronter ma première audition et traverser la France. C'était mon premier grand voyage. Le grand départ devant lequel maman, qui voyait s'éloigner sa petite fille, se raidit. Je fis mes valises, auxquelles tant et tant d'autres ont succédé. Ma carrière commençait.

Nous quittâmes Toulouse par un matin rose et bleu, plein de lumière et de bruits de rue, un matin qui annonçait une belle journée et marquait le début d'une aventure. La grosse limousine noire de Louis Izar filait sur la nationale 20, lui derrière le volant, sa femme à sa droite sur le siège avant, moi sur la banquette arrière. Nous étions heureux, chacun pour des raisons différentes, mais heureux ensemble. Ce voyage se devait d'être un divertissement et il le fut. Rien ne pressait. À midi, nous nous sommes arrêtés dans un restaurant de qualité à l'ombre de grands arbres du côté de Limoges. La campagne était verte et le soleil caressant. Je n'ai pas retenu le menu, sinon qu'il était fort agréable et que nous avons pris le temps de le déguster. Dans la soirée nous avons atteint Paris, capitale bourdonnante. Premier contact éphémère et sans relief. Je ne me souviens pas non plus de l'hôtel dans lequel nous avons fait étape. Il me semble qu'il était proche de l'Opéra-Comique mais je n'en jurerais pas. En revanche, je me rappelle très bien qu'à la fin du dîner, dans une brasserie du boulevard des Italiens, Louis Izar déclara sur un ton enjoué, mais ferme :

– Au lit tout le monde ! Demain matin, départ à 9 heures. Nous devons atteindre Reims avant la fin de la matinée.

J'ouvris de grands yeux étonnés.

– Pour le champagne de 11 heures ! ajouta Chauny en riant, refusant d'en dire plus, trop contente de prolonger le mystère.

Je dus aller me coucher sans avoir satisfait ma curiosité. Dans mon lit, avant de m'endormir, je retrouvai le poids de l'épreuve, cette première audition qui m'attendait en Belgique. Je m'enfonçai dans le sommeil avec le sentiment d'être devant un quitte ou double que je ne pouvais que gagner.

Le lendemain matin, au petit déjeuner, Chauny Izar arborait une robe aux couleurs vives très seyante, et Louis Izar se montra particulièrement attentionné. Il y avait entre eux une tendresse que je ne leur connaissais pas. Je ne voyageais plus avec mes professeurs, mais avec des amis.

– En route pour le champagne de 11 heures ! dit Louis Izar en tournant la clé de contact.

Chauny souriait, détendue. À notre arrivée à Reims peu avant 11 heures, je compris. Cet arrêt était rituel pour eux, sur la route de la Belgique. Que célébraient-ils de la sorte ? Ils ne me l'ont jamais dit et je ne leur ai jamais demandé. Mais ce jour-là, le bouchon de champagne sauta à l'heure dite et ils levèrent leurs coupes à ma carrière.

– 3 –

Une cantatrice est née

Le soir tombait, gris et doux. Louis Izar annonça :

– Nous arrivons à Liège.

La voiture s'engagea dans un large boulevard bordé d'immeubles cossus. D'un coup, la ville s'imposa à moi. Coiffée d'ardoise, rivée à son fleuve, bruyante et apprêtée, elle me rappelait brutalement que je venais vers elle pour être confrontée à une épreuve et franchir une étape. Une inquiétude me serra le cœur et s'y maintint jusqu'à notre arrivée à destination dans le centre ancien.

Place Saint-Lambert, à deux pas de l'ancien palais des Princes-Évêques à la flamboyante façade, la voiture stoppa devant une maison bourgeoise à laquelle on accédait par un perron à trois marches. À peine la sonnette eut-elle retenti que ses propriétaires, Léon et Fanny Wanten, se précipitèrent à notre rencontre. Ce couple, lui médecin qui n'exerçait pas et se consacrait à la critique d'art, elle qui veillait à la bonne marche et au confort de son foyer, était visiblement très heureux de retrouver des amis de longue date :

– Vous voilà enfin ! Entrez donc et venez me raconter combien Liège vous manquait ! s'écria Fanny, tandis que Louis et Léon s'étreignaient.

Pendant ces effusions, intimidée, je restai en retrait. Chauny me prit par le bras et m'attira près d'elle :

– Regardez qui nous vous avons amené. Madeleine est là.

J'avançai et aussitôt, me saisissant par les épaules et m'embrassant sur les deux joues, Fanny me dit, en me considérant avec un bon sourire :

– André d'Arkor, le directeur du Théâtre royal, vous attend. Votre audition est prévue dans deux jours.

– Elle ne peut que bien se passer, nous y veillerons, ajouta Léon avant de m'engager à suivre son épouse qui souhaitait nous montrer nos chambres.

Comme chaque année, les Wanten avaient passé quinze jours de vacances début juin à Toulouse chez les Izar. C'est alors que s'était décidé mon voyage à Liège. Ils m'avaient entendue chanter au concours lorsque j'avais obtenu mon prix de chant et m'avaient proposé de me faire débuter en Belgique. J'avais accepté avec joie, car commencer à chanter à Toulouse, au Capitole, devant un public dont je redoutais l'exigence, me remplissait d'appréhension. Faire mes premières armes en terre inconnue et lointaine me paraissait plus sécurisant.

Cet accueil chaleureux dissipa mes appréhensions. Après le dîner, j'annonçai que j'allais me coucher. La fatigue aidant, je m'endormis tout de suite et passai une excellente première nuit en Belgique.

Dès le lendemain matin, je me préparai à mon audition. Après le petit déjeuner, auquel je me souviens avoir fait honneur, je me mis à mes exercices. Je commençai à chanter pas très haut, pas très fort. Je réveillais mon corps pour qu'il permette à ma voix de s'éveiller. Je le connaissais assez pour savoir qu'il me résisterait au début, mais que je ne devais pas le brusquer, car il me céderait sans trop me faire attendre et me permettrait d'entrer dans ma voix.

Plus qu'un jour avant l'audition. Je devais chanter l'air des Clochettes du deuxième acte de *Lakmé*. Je me savais capable de réussir les trois contre-*mi* imposés par Léo Delibes dans la partition. Ils étaient tout à fait à ma portée. J'étais à l'aise dans les aigus et m'y sentais en sécurité. Je ne sais pas pourquoi.

Je suis née avec la faculté de les atteindre sans forcer. Je craignais seulement un imprévu, un incident, un de ces aléas inconcevables qui pourtant arrivent et réduisent à néant des espérances sérieuses et données comme probables. Mon rêve, mon entrée dans la carrière allaient se jouer sur la chance qu'était cette audition. J'avais déjà tellement travaillé pour me retrouver devant ce marchepied que je n'étais pas sûre de gravir !

Tandis que l'instant fatidique approchait, je pensais à maman, qui disait bien haut « pas de saltimbanque dans la famille », mais qui avait tout fait pour que mon envie devienne une réalité. Elle l'avait entretenue de bien des manières, en me faisant donner des leçons de musique, en m'offrant un piano, en me laissant aller, enfant, au théâtre du Capitole, en évoquant avec moi les airs qu'elle aimait et les opéras qu'elle avait découverts durant sa jeunesse. Elle me transmettait ses rêves de petite fille… Avec l'âge, elle a fini par le reconnaître, mais toujours à sa façon, par des voies détournées. Ce jour-là, de toutes mes forces, je ne voulais pas la décevoir.

J'arrivai en fin de matinée accompagnée de Louis Izar. Il me présenta à André d'Arkor. C'était un homme imposant, mais affable. Le ténor qu'il avait été avant de diriger un théâtre avait la réputation de posséder une voix flexible très expressive, au son noble, avec des aigus brillants empreints d'une certaine douceur.

Je m'étais levée tôt et avais longuement préparé ma voix. Je l'avais chauffée et placée. Elle était prête comme je l'étais. Je m'étais vêtue d'une jupe noire toute simple serrée à la taille, que j'avais très fine, et d'un joli chemisier blanc. Il fallut attendre que le piano soit installé à la bonne place et que l'accompagnateur prenne ses marques. Cela prit à peine un quart d'heure, mais ce fut assez pour que soudain je me sente écrasée par les lieux solennels comme par l'instant que j'allais vivre. Mes joues étaient en feu, le souffle me manqua, me pinçant le nez ; mes mains se nouèrent, soudain fébriles, comme pour combler le vide de cette attente et de toutes leurs forces la réduire. Enfin je gagnai la gauche du piano. Assis au premier rang du parterre, André d'Arkor et Louis Izar attendaient, uniques auditeurs, mais très avertis. Je respirai à fond et m'élançai. Je chantai juste, en mesure, sans effort. André d'Arkor m'engagea pour deux représentations en janvier suivant.

Immense dans un premier temps, ma joie demeura muette, puis elle devint débordante. Je remerciai André d'Arkor avec des larmes dans la voix et demandai aussitôt la permission de téléphoner à ma famille. Il était impératif que j'annonce la nouvelle aux miens. Pour être complet, mon bonheur devait être partagé avec eux. De Toulouse, il ne me parvint pas les grandes exclamations qui saluent généralement les réussites, mais un silence qui m'en dit bien plus sur la satisfaction et la fierté éprouvées.

Redevenue légère, portée par la certitude de pouvoir monter sur scène et me faire entendre du public, mesurant la chance folle qui était la mienne, je n'en demeurais pas moins réaliste. La route qui venait de s'ouvrir devant moi était semée d'embûches et truffée d'incertitudes. Je l'abordais sans crainte, consciente de l'énorme travail qui m'attendait. Le jour même de ce premier succès, je me fis un serment : si dans cinq ans je ne vivais pas de mes cachets de cantatrice, j'abandonnerais et redeviendrais pianiste.

Le reste de mon séjour à Liège se transforma en vraies vacances. J'explorai la ville, la place du marché, son célèbre Perron et les rues commerçantes alentours. J'effectuai des emplettes, achetai des cadeaux qui achevèrent de bourrer ma valise. Dans « la cité aux cent clochers », comme les Wallons se plaisent à désigner la capitale de leur province, mes hôtes m'initièrent au plaisir de la bière mousseuse bue lentement, en prenant son temps, dans un troquet des bords de Meuse. Avant de poursuivre sa route vers la Hollande et la mer du Nord, ce fleuve lent et soyeux traverse la ville en lui apportant sa part de poésie et de génie industriel. Sur ses rives, entre eau et nature, entre bleu et vert, promeneurs et cyclistes déambulent, la tête dans les nuages et le cœur léger. Alertés par les piaillements fréquents des oiseaux, ils suivent du regard les parties de pêche des cormorans, des hérons et des mouettes et se prennent à rêver devant le va-et-vient des bateaux. C'est là qu'à la terrasse ombragée d'un estaminet, par une fin d'après-midi ensoleillée, au milieu des rires amis qui ponctuaient nos dialogues, Mady prit le pas sur Madeleine. L'air était tiède, l'heure, exquise. La conversation en souffrait. Il y eut un silence. Des minutes paisibles que Fanny rompit :

– « Madeleine Mesplé », n'est-ce pas trop long sur une affiche ?

– « Mady, Mado », chantonna Chauny qui avait déjà et à plusieurs reprises soulevé la question et s'amusait souvent à jouer affectueusement avec mes diminutifs.

– Ah non, pas Mado ! s'écria Fanny. C'est déjà pris par Mado Robin.

Cette soprano, qui devait mourir d'un cancer quelques années plus tard, était, au sommet de sa gloire, la grande Lakmé du moment.

– D'accord pour Mady, dis-je. Cela me plaît et me convient. Sur l'affiche, il faudra écrire « Mady Mesplé ».

J'avais un nom à l'Opéra.

Mes amis s'étonnèrent de la rapidité de ma décision. Je ne leur révélai pas que maman et moi avions déjà débattu du sujet. C'était notre secret.

À peine de retour à Toulouse, je me préoccupai de mon costume de scène. Au début des années cinquante, dans presque tous les théâtres, les chanteurs étaient encore tenus de se présenter avec leur costume. C'était la tradition. Il faut reconnaître que les productions n'y gagnaient pas en harmonie et en unité. Il arrivait que les couleurs se heurtent et que certaines innovations ou interprétations vestimentaires surprennent. Habitué, le public ne s'en offusquait pas. Il se montrait bien plus sévère envers le respect de la musique. Beaucoup de spectateurs se rendaient à l'Opéra avec leurs partitions sous le bras et suivaient mesure après mesure, ligne après ligne la prestation des chanteurs. Lorsqu'ils détectaient une erreur, ces puristes invectivaient les artistes. Il n'était pas rare qu'en plus de sifflets retentissants, des tomates ou d'autres légumes soient lancés sur les malheureux ! La tradition de ce mécontentement brutal exprimé en direct avec les produits du jardin s'est prolongée jusqu'au milieu du XXe siècle, surtout dans le sud de la France.

Je possédais quelques économies. Je les engloutis dans mes préparatifs. Je demandai à un de mes copains des beaux-arts de dessiner ma tenue. Il s'exécuta avec une parfaite méconnaissance de l'œuvre, de son déroulement et du personnage de Lakmé. Je n'en approuvai pas moins les croquis que leur auteur qualifia d'« avant-gardistes ». Je demandai à un orfèvre d'exécuter le diadème et à un couturier de réaliser la robe et le manteau que je porterais pour ma prise de rôle. Le public de Liège fut assez troublé par le résultat. Le diadème, que j'ai pieusement conservé, ressemblait plus à la couronne du sacre de la reine Élisabeth qu'au bandeau d'une jeune prêtresse hindoue, fût-elle la fille d'un brahmane. Le manteau bleu lavande constellé de paillettes argentées que je portais au premier acte, avec ses manches serrées aux poignets, était d'un total look occidental chic complètement déplacé dans un temple en pleine forêt au lever du soleil. Au deuxième acte, où j'étais en principe déguisée en mendiante sur la place d'un village, j'apparaissais vêtue d'une robe en lamé.

Pour cette première « dans un pays du Nord », donc, dans son esprit, à risque, maman refusa énergiquement de me laisser partir seule. Elle décida de m'accompagner, demanda dix jours de congé à son patron et, pour s'éloigner l'esprit tranquille, confia ma petite sœur Gisèle, de neuf ans plus jeune que moi, à ma grand-mère. Pour les Languedociens pur sucre, le Nord commence à Limoges et ne peut être que glacial en hiver. Afin que nous ne gelions pas pendant cette grande transhumance de janvier en terre nordique, maman nous fit confectionner des caleçons molletonnés sur mesure. De Toulouse à Liège, le voyage en train durait dix-sept heures avec un changement à Paris. Avec nos valises dont l'une renfermait mon précieux costume et ma perruque brune, le transbordement entre la gare d'Austerlitz et celle du Nord se révéla épuisant ; et comme par souci d'économie nous avions acheté des billets de troisième classe, nous arrivâmes à destination harassées. Fanny et Léon Wanten, qui avaient souhaité nous accueillir pendant notre séjour, et leur maison confortable proche du théâtre nous firent vite oublier notre fatigue.

Dès le lendemain de notre arrivée, les répétitions commencèrent. On répétait deux fois, le lundi et le mercredi, et l'on se produisait le jeudi et le samedi. Je fis la connaissance de l'orchestre, avec qui j'eus tout de suite de bonnes relations car je chantais en mesure, et avec mes partenaires, qui appartenaient pour la plupart à la troupe du

Théâtre royal. Marcel Huylbrock, ténor à la voix ample et puissante, blond et très beau (« Beau comme un dieu. Si c'est ton ténor, je t'envie », m'avait glissé Fanny alors que je me préparais à sortir), qui faisait chavirer les cœurs, m'accueillit avec une sympathique poignée de main et beaucoup d'humour :

– Vous êtes Lakmé, je suis Gérald. C'est de moi que vous allez tomber amoureuse. Vous allez en mourir, me déclara-t-il en me regardant droit dans les yeux avant d'éclater d'un rire sonore qui déclencha le mien.

Je me sentis à l'aise, mais le plateau me parut immense et difficile à occuper : je réalisai soudain que je n'avais pris aucun cours de comédie. Je n'y avais même pas songé. Il faut dire, pour ma défense, qu'à l'époque les théâtres ne faisaient généralement pas appel à un metteur en scène. Il y avait un metteur en place, souvent le régisseur du théâtre, qui indiquait l'endroit où l'on devait se placer, quand et où on devait sortir et entrer et quelques postures basiques comme se mettre à genoux. Avec l'inconscience et l'inculture de la jeunesse, je me jetai à l'eau.

Le soir de ma prise de rôle, j'arrivai avec deux heures d'avance au théâtre. Je n'avais pas voulu que maman m'accompagne. J'avais besoin de solitude pour me concentrer et me préparer. Avec une éponge, aidée de l'habilleuse, j'enduisis consciencieusement les parties visibles de mon corps de fond de teint marron. Au fur et à mesure que ma peau fonçait, j'entrais dans le personnage de Lakmé. Tandis que je me préparais, je n'éprouvais pas de trac, pas plus que lorsque j'entrai en scène ou que je chantai. J'étais trop heureuse de me produire devant une salle comble. Je savais mon rôle par cœur, j'avais les moyens d'en assumer les difficultés et, en bonne et consciencieuse élève, je donnai tout ce que je pus, découvrant ce qu'est le public dont les applaudissements vous renvoient immédiatement ce que vous venez de lui apporter. Ce soir-là et à la fin de la représentation suivante, il ne me tint pas rigueur de mes défauts de jeunesse. J'avais en effet chanté trop vite l'air des Clochettes, qu'il ne faut surtout pas presser.

André d'Arkor m'engagea pour chanter, successivement sur une semaine, en octobre suivant, *Si j'étais roi*, *Le Pardon de Ploërmel*, et *Le Barbier de Séville*. J'étais ravie, mais non grisée. Ce qui m'arrivait était gigantesque dans tous les sens du terme : je devais chanter trois opéras différents en huit jours. La somme de travail qui m'était demandée était considérable, excessive. À l'heure actuelle, aucun directeur d'opéra ne songerait à faire une telle proposition. On a aujourd'hui une meilleure connaissance de l'appareil vocal des chanteurs. Ceux-là ne franchissent plus les limites du raisonnable. Mieux suivis par les médecins spécialisés, les chanteurs lyriques se montrent, avec raison, bien plus prudents.

Dans les années cinquante, cette proposition intéressante s'inscrivait dans la norme des directeurs de théâtre. Autres temps, autres mœurs ! J'avais un sacré obstacle à franchir ; ce n'était pas pour me déplaire, j'aime les défis. À mon oreille, une petite voix se demandait tout de même ce qu'en aurait pensé Mlle Pauly… Je ne pouvais ignorer les risques encourus. J'allais solliciter mes cordes vocales plus que de raison. Il suffisait que l'une des deux se blesse, qu'un nodule s'y développe pour que je me taise à jamais. Mais dans la fougue de la jeunesse, je me sentais capable d'éviter ces mésaventures.

En revanche, après chaque représentation je rentrais sagement me coucher. Le dernier soir de notre séjour à Liège, j'entraînai maman et nos amis dans un restaurant réputé du centre-ville. On nous servit des huîtres chaudes et farcies. Ce fut pour maman le fait marquant de son séjour belge, du moins celui qu'elle raconta comme « extraordinaire » à la famille et à ses amis et qu'elle se plaisait encore à relater bien des années plus tard.

Le printemps et l'été 1953 passèrent à la fois très vite et trop lentement à mon goût dans mon Sud-Ouest natal. Je fis une cure de foie gras, de fruits gorgés de soleil et de légumes frais arrosés d'un peu de bon vin. Je me laissai aller aussi à une ou deux cigarettes, pas plus, ce n'est pas recommandé pour une cantatrice, et surtout je dormis tout mon soûl.

Octobre se rapprochait et pourtant restait dans le futur. À vingt-deux ans, je trompais le temps avec des jours studieux et même laborieux. Je préparais ma voix avec une régularité de métronome. Je m'appliquais à ne pas la malmener. Je commençais par la réchauffer en vocalisant vingt à trente minutes. Je l'assouplissais, je lui créais des automatismes. Comme un sportif prépare ses muscles à l'épreuve, je la conditionnais pour la performance, soucieuse avant tout d'éviter les blessures et de ne pas la surmener. J'effectuais un travail régulier et j'écoutais mon corps, à l'affût des moindres douleurs, d'imperceptibles brûlures, de sensations de gêne au niveau de la gorge. Cette écoute devint une seconde nature et ne m'a plus quittée. Elle me sert chaque jour à déjouer les avancées de la maladie de Parkinson, à mettre en échec ou à contourner les handicaps qu'elle cherche à m'imposer.

Apprendre trois opéras de trois actes chacun n'était pas une mince affaire. Chaque compositeur impose son style et ses difficultés. Habile mélodiste, Adolphe Adam réclame beaucoup de souplesse des voix qui interprètent *Si j'étais roi*, dont l'action se déroule à Goa, mais fait appel aux ingrédients de l'opéra-comique français. Meyerbeer est tout aussi exigeant pour la soprano qui incarne Dinorah, la jeune Bretonne abandonnée le jour de son mariage. Rossini impose à sa Rosine du *Barbier de Séville* des vocalises extrêmement rapides. Heureusement pour moi, travailler ma voix entraînait ma mémoire à retenir mes textes.

Quand je revins à Liège, l'automne était déjà bien installé et diffusait sur la ville une lumière oblique et dorée. Des cheminées s'échappaient des fumées qui annonçaient l'hiver. La vie débordait des ruelles, palpitait sur la grand-place et aux abords du théâtre, qui me parut plus impressionnant encore. Fanny et Léon Wanten m'accueillirent avec la joie sans partage que l'on accorde aux vrais amis. Je retrouvai ma chambre chez eux et partis pour ma première répétition soutenue par la confiance qu'ils avaient en moi.

Luc Armon, membre de la troupe lyrique de Liège, m'accueillit par un « te revoilà, ma belle ! » chaleureux, que j'interprétai comme une invitation sans restriction à me joindre au groupe. En un mot, j'étais adoptée. Je lui souris avant de lui coller un baiser sonore sur la joue. Nous allions répéter *Si j'étais roi*. Il y était le pêcheur Zéphoris et moi, la princesse Néméa que ce dernier rêve d'épouser.

– Tu connais ton rôle, au moins ? me demanda-t-il en plaisantant.

– Bien sûr. Qu'est-ce que tu crois ?

– On verra.

Je m'éloignai en haussant les épaules tandis qu'il continuait à rire. Comme Lucien Cattin, le baryton de la troupe, Luc Armon était un chanteur lyrique confirmé, qu'au théâtre on traitait avec déférence et considération. De ces égards inscrits dans la tradition, je n'avais pas encore pris conscience. J'allais apprendre sur le tas, en même temps que la scène, les rôles, les textes et le répertoire, en un mot mon métier.

Le public wallon savait qu'il venait entendre des vedettes reconnues et des vedettes en devenir. Il l'acceptait, heureux de tester des nouveaux talents et de prendre des paris sur leur avenir. Tous les soirs nous avons chanté devant une salle comble qui applaudissait sans retenue. J'appréciais ces ovations répétées qui rendaient hommage aux efforts que nous avions fournis et au plaisir donné.

À peine mon contrat rempli, je dus me précipiter à Toulouse pour chanter au Capitole. Chaque élève du conservatoire se devait d'y chanter deux fois gratuitement. C'était à la fois une récompense, une promotion et un dû pour l'enseignement reçu. J'interprétai l'Oiseau de la forêt dans *Siegfried*, le troisième des quatre grands drames lyriques de *L'Anneau du Nibelung*, composé par Richard Wagner. Ce fut rapide et, de mon point de vue, pas très éclairant. Cet air n'était pas fait pour moi. Il requiert une voix plus large, et de plus, mon allemand n'était pas fameux.

À cette époque, la qualité de la prestation d'un chanteur faisait vite le tour des grands Opéras de province. « Untel a été excellent la semaine dernière à Nantes et celle-ci, peu convaincante à Lyon. » Pas besoin d'imprésario. Les directeurs de théâtre se téléphonaient entre eux et se transmettaient leurs impressions. Ils organisaient même nos tournées avant d'obtenir notre accord ! Dans les deux ans qui suivirent, ceux de Lyon, Strasbourg, Nantes et Bruxelles m'appelèrent. Une vie de valises et de trains commença. S'organiser, prévoir les costumes, ne rien oublier, ni les chaussures, ni la perruque, ni les accessoires. Savoir parfaitement son rôle, utiliser le temps du voyage pour l'apprendre et le répéter, chauffer sa voix, monter en scène le soir et repartir le lendemain… Une vie d'artiste !

Au début de juin 1955, à Lyon, au théâtre romain de Fourvière, impressionnant demi-cercle de pierre en plein air adossé à la colline, nous nous retrouvâmes cinq cents. *Geneviève de Paris*, de Marcel Mirouze, l'œuvre pour laquelle nous étions réunis, s'apparentait à une superproduction cinématographique. Entre les répétitions, les solistes, l'orchestre, les chœurs, les habilleuses et les divers techniciens déambulaient et formaient des petits groupes bavards sur les gradins. Au cours d'une de ces pauses, la toute jeune femme que j'étais lia conversation avec son pays : Pierre Nougaro, Attila sur scène, baryton puissant et père de Claude, le jazzman. Dès lors, il y eut de la sympathie entre nous et j'avais plaisir à le reconnaître où que nous nous rencontrions. À Toulouse, je me souviens l'avoir croisé place du Capitole. Il était pour quelques jours dans la Ville rose. Avec son épouse, il coulait ses vieux jours sur l'île de Ré.

– Je ne gazouille plus, me dit-il, j'ai quelques difficultés avec les aigus.

C'était en 1986, peu avant qu'à la demande de Claude Berri il ne tourne dans *Jean de Florette* et *Manon des sources*.

C'est à Fourvière aussi qu'a débuté mon amitié avec Régine Crespin. Elle était déjà une vedette et tenait le rôle titre, celui de Geneviève. Moi, celui de sa jeune sœur. Un peu plus âgée que moi, quatre ans à peine, Régine avait avancé très vite dans sa carrière et jouissait déjà d'une réputation élogieuse. Elle possédait une voix de soprano dramatique avec des aigus très purs et des graves non appuyés incroyablement sonores. C'était une infatigable travailleuse, une artiste cultivée, une bonne musicienne, et avec ça courageuse, lucide, droite et drôle. Elle était aussi brune que j'étais rousse, bien en chair alors que j'étais plutôt maigrelette. De nos contrastes, nous avons ri et tiré des tonnes de plaisanteries. Nous étions jeunes, la vie nous souriait et nous avions envie et besoin de nous amuser. Nous ne pouvions pas nous quitter, car nos rôles voulaient que nous chantions sans cesse ensemble. Notre duo, né des circonstances, ne s'est jamais dissous. Tout au long de sa vie, Régine continua à m'appeler « petite sœur » et moi, à accepter cette sororité de bon cœur.

Depuis le mois de janvier, lorsque je revenais à Toulouse, Louis Izar me suggérait d'aller passer une audition à l'Opéra de Paris, dont il connaissait le directeur et auprès de qui il voulait me recommander. Je ne me pressai pas d'obtempérer. Je ne me sentais pas prête. Manque d'assurance mais aussi, sans doute, maintenant que j'avais fait un petit bout de chemin, besoin de m'affirmer. Louis ne s'en laissa pas conter. Il écrivit à Georges Hirsch, qui me fixa un rendez-vous. Impossible de me dérober. J'y allai.

– 4 –

Le secret du souffle

Mady Mesplé de l'Opéra ! Cette petite phrase qui n'en était pas une sonnait juste à mon oreille et flattait mon œil. « Pas mal, pour une provinciale qui débarque à Paris ! » Cette assurance volontairement guillerette n'était que de façade. Pour conquérir la capitale, ses fastes et ses lumières, j'abandonnai Toulouse, ma famille et mon enfance. L'air de la Reine de la nuit dans *La Flûte enchantée* de Mozart, sur lequel j'avais été auditionnée, m'avait ouvert une porte. Au-delà, j'entrevoyais un chemin ardu et difficile. Du bonheur peut-être, mais pétri de travail et d'incertitude.

Avant même d'envisager de chanter, il fallait me loger. Je dénichai place Pigalle un minuscule studio qui avait l'avantage de n'être pas trop éloigné de l'Opéra et de l'Opéra-Comique. Je pouvais m'y rendre et en revenir à pied. Les deux maisons fonctionnaient alors en binôme sous une direction commune, chapeautée par la Réunion des théâtres lyriques nationaux. La troupe, qui comprenait quatre-vingt-quinze artistes, se produisait sur les deux scènes. Je devais assurer quatre représentations par mois ; cela me laissait le temps de travailler mes rôles et mon souffle, d'effectuer une préparation progressive. Si mon quota n'était pas rempli, il m'était infligé une retenue sur salaire. Pour m'absenter, il fallait que je demande la permission. Cette organisation avait un petit côté militaire auquel, bon gré mal gré, je me pliai comme mes collègues.

Les premiers mois furent rudes. L'institution tricentenaire m'avait cooptée mais, me semblait-il, pas adoptée. Dans ses couloirs immenses et ses multiples escaliers, je me sentais transparente, voire inexistante. Je frisais la dépression. Je supportais mal la phase d'observation à laquelle est toujours soumis un nouvel arrivant. « Eh oui, c'est la province ! » avais-je entendu dans mon dos. J'étais ulcérée, mais pas abattue.

Régine Crespin me présenta Janine Micheau, ma compatriote, formée, comme moi vingt ans plus tôt, au conservatoire de Toulouse. Soprano de réputation internationale, elle accepta de superviser l'entretien et la progression de ma voix. Pour aussi exceptionnel qu'il soit, un don ne se suffit pas à lui-même. Il faut le surveiller, le développer et l'améliorer par un travail régulier et adapté. Ma voix était mon instrument, mon gagne-pain. À la différence du musicien, si elle ne fonctionnait pas correctement, tombait en panne ou s'usait, je ne pouvais pas en changer. Je devais la protéger et la soigner pour préserver son avenir. J'avais besoin d'un bon professeur, d'une oreille exercée pour m'empêcher de prendre de mauvaises habitudes et vérifier l'état de santé de mes cordes vocales.

De la même façon, les neurologues et les divers soignants qui suivent les parkinsoniens tiennent ce rôle de contrôleur. Ils émettent un diagnostic, prescrivent un traitement, s'efforcent de faire qu'il soit bien suivi, qu'il débouche sur le confort de leurs patients, en maîtrisent au mieux les effets, évitent les déboires connexes.

Une voix et le corps qui la porte doivent être bien traités, sous le contrôle de quelqu'un d'expérience, un professeur ou un coach, comme on dit maintenant. Janine Micheau accepta de tenir ce rôle à mes côtés. Elle fit plus. Elle facilita mon adaptation à l'univers de l'Opéra. Très rigoureuse, exigeante mais avec tact, elle m'a montré comment me présenter et m'habiller :

– Jamais de laisser-aller, disait-elle, surtout ne pas donner l'image d'une bohème, et avant de venir chez moi, ne jamais écouter un disque de l'air que nous allons travailler. Peu importe ce qui s'est fait avant, peu importe la tradition ou ce que d'autres ont fait, il faut rester fidèle à ce qui est écrit.

Je profitais aussi de mon temps libre pour me rendre aux spectacles. Le privilège des capitales est d'en offrir une palette variée et très large. J'y allais pour passer une bonne soirée, mais aussi pour voir, entendre et observer. Un soir, je dus presque me battre pour obtenir une place au Théâtre des Champs-Élysées où se produisait Birgit Nilsson, que les critiques de son pays, la Suède, avaient baptisée « la soprano du siècle ». Ils vantaient l'exceptionnelle puissance de sa voix et de ses aigus, la sonorité de son timbre, sa technique impeccable et la vigueur de son tempérament. J'étais curieuse de l'entendre. Elle me subjugua. Ce soir-là, en observant cette artiste majeure, je me suis approprié le secret de la respiration. Clouée sur mon fauteuil, captive, j'ai acquis la maîtrise physique de mon souffle. Birgit Nilsson allait chercher le sien dans le bas de son corps, libérait les muscles de son cou, permettait à ses cordes vocales de vibrer dans un espace souple, ce qui ouvrait davantage sa gorge et produisait un son plus rond. Solidement arrimée au sol, s'y enfonçant presque lorsqu'elle abordait le registre supérieur, elle accédait aux aigus sans effort et en jouait à sa guise. Elle utilisait au mieux la capacité de ses poumons. Son inspiration était courte, conditionnée par l'écriture rythmique. Son expiration, au contraire, était très longue, obtenue par un travail musculaire que je comprenais et dont je mesurais la portée et l'efficacité. Je suivais la trajectoire de l'air dans son corps et l'imaginais dans le mien. Grâce à Birgitt Nilsson, à son exemple, je venais de franchir un palier, d'accéder aux bons leviers de commande de ma cage thoracique, de mes poumons et de mon diaphragme. J'étais initiée. J'étais désormais une cantatrice accomplie.

Comme j'aimerais, aujourd'hui, que quelqu'un me montre comment dominer mes muscles et mon influx nerveux !

Je fis mes débuts à l'Opéra-Comique. Le 2 juin 1956, je chantai *Lakmé* sur la scène de la salle Favart. J'avais beaucoup travaillé, mais j'étais terriblement angoissée. Qu'il était loin, le temps où j'entrais en scène comme on va à l'école, persuadée qu'il suffisait que j'ouvre la bouche pour qu'il en sorte des sons ! Le trac m'avait gagnée. C'était arrivé un soir de l'année précédente à Nantes pendant une représentation de *Lakmé*. Face à moi, Michel Roux, baryton de tout premier plan, tenait le rôle du brahmane, mon père.

Tandis que nous nous donnions la réplique, je constatai que le bas de sa tunique longue était agité d'un mouvement continu, comme poussé par un courant d'air persistant. Or, je n'en sentais aucun. Levant les yeux jusqu'à son visage, je découvris que, sous son maquillage, cet homme de grand talent, au charisme immédiat, était vert de peur. Peur de ne pas y arriver, peur de décevoir le public, de ne pas lui offrir le plaisir qu'il était venu chercher. Je pris alors la mesure de la responsabilité qui est celle de l'artiste, de son poids sur celui qui va entrer en scène, de la tension qu'elle engendre. Depuis, pas une seule fois je n'ai échappé à cette tension avant un spectacle, à cette fébrilité qui, dans les coulisses, accompagne les dernières vérifications des tenues et des coiffures tandis que des murmures et des chuchotis viennent de la salle et que l'orchestre procède aux derniers accords de ses instruments.

Pour mon baptême du feu parisien, la salle était archicomble. *Lakmé* attire toujours les spectateurs, bien que certains trouvent de bon ton de le déclarer « un peu mièvre ou daté ». Ils ont tort. C'est un chef-d'œuvre. Chaque personnage y dispose d'un air qui le caractérise, d'un développement et d'un thème original. Mon rôle ne se réduisait pas au célèbre air des Clochettes. Après ce morceau riche en vocalises viennent des duos graves et lyriques qui demandent beaucoup d'énergie et une excellente diction. Les applaudissements crépitèrent, nous avions donné du bonheur et j'étais épuisée. Mon corps avait accumulé la crainte, l'émotion, l'effort, le plaisir. C'était beaucoup pour lui, presque trop.

Quatre jours plus tard, toujours à la salle Favart, nous donnions *Le Barbier de Séville*. J'étais Rosine, dans cette œuvre brillante que Rossini aurait écrite en dix-huit jours. Je connaissais le rôle, mais comme toujours je l'avais retravaillé, approfondi, répété. Entre autres partenaires, j'avais Robert Massard, un excellent baryton au timbre conquérant qui campa un Figaro fier et autoritaire. Le lendemain, je me précipitai sur les journaux. J'y lus des critiques qui me firent chaud au cœur : « Timbre magnifiquement pur, aux aigus brillants et au médium tout en délicatesse », écrivait l'un, « une soprano à surveiller », ajoutait un autre. Je me laissai glisser dans la satisfaction, mais pas dans la béatitude. Je repris aussitôt le chemin de l'appartement de Janine Micheau et me remis à l'ouvrage. Sur ces entrefaites, Gabriel Dussurget me fit savoir qu'il souhaitait ma participation au festival d'Aix-en-Provence, qu'il avait créé en 1948. C'était un personnage considérable qui aimait donner leur chance aux jeunes artistes. Beaucoup lui sont redevables à un titre ou à un autre : Jean-Pierre Rampal, Gabriel Bacquier, Régine Crespin, Pierre Boulez, Teresa Berganza, moi, la liste est longue. Le théâtre lyrique parisien et la critique lui attribuaient un flair quasi infaillible. J'étais flattée qu'il ait songé à moi. Le festival d'Aix s'était déjà imposé comme un des grands festivals lyriques européens. Chaque été, trois opéras y étaient programmés, deux de Mozart et un troisième tiré des répertoires baroques et contemporains. J'acceptai, consciente de franchir un nouveau pas.

Au début de juillet, je découvris donc Aix et l'emblématique Théâtre de l'Archevêché. À la nuit tombée, les spectacles s'y déroulaient en plein air sur une petite scène – sept mètres de profondeur sur une douzaine de largeur. J'étais engagée pour deux rôles très différents, dans deux opéras non moins différents. J'étais Lucy dans le très amusant *Téléphone*, du compositeur italo-américain contemporain Gian Carlo Menotti. À l'heure où l'usage du mobile relève du quotidien et du machinal, on a bien du mal à se souvenir de la révolution que fut l'arrivée, pourtant pas si lointaine, du téléphone dans les foyers. Les dialogues et les rapports entre les êtres en furent changés. Soudain, il fut indispensable de se téléphoner pour un oui ou pour un non. J'ai bien peur que la tendance n'ait fait que s'accentuer. De ce travers social, Menotti a tiré un opéra bouffe en un acte de vingt minutes pour deux chanteurs. La soprano Lucy y passe le plus clair de son temps au téléphone, et quand son petit ami Ben, qu'incarnait Jean-Christophe Benoît, baryton à la voix claire et bien timbrée, lui rend visite pour la demander en mariage, le téléphone n'en finit pas de sonner, empêchant le pauvre amoureux de poser sa question existentielle. Vaincu par le téléphone, l'infortuné jeune homme s'en va. Mais astucieux et toujours décidé à épouser sa belle, il décroche le téléphone et arrive à ses fins. Tout est bien qui finit bien. J'incarnais aussi Zémire dans *Zémire et Azor*, *La Belle et la Bête* version André Grétry et Jean-François Marmontel. En 1771, ces deux auteurs, l'un compositeur, l'autre librettiste, rebaptisèrent les deux héros, transportèrent ce conte qui faisait alors fureur, non seulement en France mais en Europe, dans un Orient de rêve, et en firent un opéra-comique en quatre actes. Palais merveilleux, tapis volant, miroir magique permettent à la critique sociale de s'y épanouir. Grétry concevait l'opéra-comique non seulement comme une œuvre musicale, mais aussi comme une œuvre musico-dramatique dans laquelle le chant et le texte ont une égale importance. La reine Marie-Antoinette, dit-on, raffolait de *Zémire et Azor*. Cette œuvre exigea de moi une très forte concentration et une intense préparation, mais son interprétation m'apporta beaucoup de plaisir immédiat. J'en garde un très agréable souvenir.

Lucy et Zémire sont des personnages singuliers, représentatifs de deux époques différentes, deux personnalités bien trempées que je devais camper et faire évoluer sur scène. Le challenge était séduisant bien qu'ardu. J'avais énormément travaillé ma voix pour lui donner la couleur de ces rôles. Restait à occuper la scène, à donner la réplique à mes partenaires, dont le ténor américain David Thaw, et à recevoir leur soutien, à servir les solistes et l'orchestre. Les applaudissements qui saluèrent les représentations me laissent à penser que ce fut réussi. Pour moi, ce fut une expérience magnifique. Je repense toujours avec émotion à la magie de la musique de Grétry. Les cors font écho aux appels de Zémire qui chante dans les coulisses. Puis d'autres cors et des flûtes installés dans les coulisses répondent aux cors et aux flûtes de la salle, en contrepoint. Il y a du plaisir à interpréter l'air orné dans le style italien de la Fauvette. Il dessine un tableau, la Fauvette avec ses oisillons. Ma voix s'installait au cœur de cette harmonie et, au fur et à mesure que progressait la mélodie, je m'oubliais pour ne plus être que la Fauvette. À la flûte, avec son immense talent, Jean-Pierre Rampal amplifiait l'allégresse de ma voix. Ce fut un moment magique qui m'emporta si loin dans le merveilleux que j'eus du mal à le quitter. Le public aussi, qui mit quelques secondes à déclencher un tonnerre d'applaudissements.

En décembre, j'étais de la programmation des *Contes d'Hoffmann* à l'Opéra-Comique. Jacques Offenbach tenait à cet opéra qu'il n'a pas eu le temps d'achever. Il voulait qu'il soit sa « grande œuvre », celle qui apporte la preuve qu'il n'était pas seulement un faiseur de « musiquette », comme certains de ses contemporains s'amusaient à le qualifier, mais un vrai compositeur. Hoffmann conte trois épisodes de sa vie amoureuse. Au cours du premier, Olympia, un automate, est la femme pour laquelle il soupire. Dans le deuxième, Antonia, son amoureuse, meurt de trop chanter son bonheur d'aimer. Dans le troisième, Giulietta, la courtisane, lui dérobe son reflet. J'étais Olympia, rôle riche en vocalises qui réclament une grande musicalité et une parfaite précision d'exécution si l'on veut, ce qui est souhaitable, les rendre très brillantes. La distribution était entièrement « maison ». Il y avait entre autres Xavier Depraz, une basse à la voix très sonore et au timbre très agréable. Très grand, sec, le visage émacié, il abandonnera dix ans plus tard les scènes lyriques pour devenir exclusivement comédien au cinéma et à la télévision. Il alterna avec efficacité les rôles de militaires, d'hommes d'Église et de malfrats. Il fut en particulier Jacques de Molay, le grand maître des Templiers dans *Les Rois maudits*.

Jane Berbié, mon amie de conservatoire, avait elle aussi été engagée à l'Opéra. Nous nous étions retrouvées sur le pavé parisien avec un plaisir indicible. Nous allions de conserve, nous soutenant, riant autant que faire se pouvait, amies comme toujours parce que cela allait de soi.

– Tu sais ce que nous sommes ? me dit un jour Jeannette alors que nous marchions dans la rue, bras dessus bras dessous, commentant les vitrines des magasins et les prix qui y étaient affichés.

– Non, dis toujours.

– Des copains de régiment.

Je la regardai, interloquée, l'œil en point d'interrogation.

– Nous sommes nées la même année à deux mois d'intervalle. Nous avons fait nos classes ensemble et nous appartenons à la même troupe. Copains de régiment, je te dis. Si nous avions été des garçons, nous aurions été conscrits la même année et incorporés dans le même corps d'armée.

– Adopté ! dis-je, réjouie par l'humour de Jeannette et nous imaginant en troufions.

– Tu nous vois l'arme à l'épaule, répondant sans rire : « À vos ordres, mon adjudant ! » ?

Il y a quatre ans, ces deux « copains de régiment » ont convié leurs amis à venir fêter leurs cent cinquante ans communs. Une bien belle et grande fête digne de tant d'années traversées ensemble.

Si nos carrières démarraient plutôt bien, nos bourses restaient plates. Retenues à Paris pour les fêtes de fin d'année par nos obligations professionnelles, Jane et moi avions décidé d'aller assister à la messe de Noël à Notre-Dame. Mais impossible d'entrer dans la cathédrale, tant il y avait de monde. Même le parvis était inaccessible. Il fallait renoncer.

– On ne va tout de même pas s'en aller sans avoir rien fait !

– Si on allait boire quelque chose quelque part ?

– Bonne idée, mais je n'ai pas grand-chose sur moi.

– Moi non plus…

Je ne me souviens plus laquelle lança l'idée, mais ce qui est certain, c'est que nous étions toutes les deux désargentées. Un peu à l'écart de la foule, nous avons fait l'inventaire de nos porte-monnaie. Nous disposions à peine de quoi nous payer deux demis. Qu'à cela ne tienne, nous avons repéré un café ouvert et nous avons fêté la naissance du Divin Enfant au comptoir. Ravies et réconfortées par l'aventure.

Le 5 décembre, je devais chanter à Toulouse au Capitole. La veille, j'avais chanté à Dijon et, pour regagner la Ville rose, je pris le train, comptant travailler mes partitions pendant le voyage comme j'en avais l'habitude. À Narbonne, un homme s'assit à la place qui lui était réservée, à côté de la mienne. Ce fut son regard, profond et vif, qui retint d'abord mon attention. Je ne remarquai que plus tard sa haute stature et son élégance. Sans attendre, nous avons engagé la conversation. Mon voisin avait pris le train sous le coup du hasard, mais le hasard fait souvent très bien les choses. Une grève l'avait privé d'essence et donc de voiture. Contraint pour son métier de se rendre à Toulouse, à cette époque où l'avion n'assurait pas les liaisons transversales intérieures comme de nos jours, il avait pris un billet de train. C'est pendant ce voyage entre Narbonne et Toulouse que j'ai compris que je souhaitais aussi réussir ma vie privée.

Quand me l'a-t-il raconté ? Tandis que nous roulions vers la Haute-Garonne ou plus tard ? Cela n'a plus d'importance. L'homme qui était assis en face de moi, René Guédon, était un miraculé, tout entier réparé par la médecine et par sa volonté de ne pas rester grabataire. Le dimanche 10 juillet 1949, aux Mureaux dans les Yvelines, il supervisait la séance d'essais d'un avion amphibie, le *Scan 30*, mis au point par la Société de construction aéronavale de Port-Neuf, à la Rochelle, la SCAN, à la direction de laquelle il appartenait. Ces essais devaient permettre au constructeur de bénéficier d'un coup de projecteur publicitaire. Jacqueline Auriol, belle-fille du président de la République, pilote confirmé, devait prendre place à bord de cet hydravion en tant que copilote. Mingan, pilote de la société, était aux commandes. Celui qui devait devenir mon mari avait pris place dans le cockpit, derrière eux. Voulant probablement montrer l'extrême maniabilité de l'appareil et impressionner ses passagers et l'assistance au sol, Mingan descendit jusqu'au ras de l'eau sur la base aéronautique de Meulan. La coque de l'appareil toucha la surface brutalement, bascula, happée par les flots, avant de se retourner. Sur la berge, les journalistes invités pour assister à la performance et en informer le monde de l'aviation appelèrent immédiatement les secours. Une vedette de la Marine nationale qui stationnait non loin intervint aussitôt, sauvant l'équipage de la noyade. Jacqueline Auriol était défigurée. Les pronostics vitaux de Mingan et de René Guédon, victimes de multiples fractures, dont certaines à la colonne vertébrale, étaient engagés. De la vie de René, les médecins ne donnaient pas cher. Au mieux le condamnaient-ils au fauteuil roulant. C'était mal connaître cet homme qui avait très tôt rejoint le général de Gaulle en Angleterre. Après une greffe de quatorze centimètres de colonne vertébrale, soutenu par une équipe médicale de son choix, armé de sa volonté de fer, il remarchait normalement. Pas handicapé, mais fragilisé, au point qu'une licence de vol ne lui était plus accordée, ce qui faisait de lui un pilote d'essai au sol. Entreprenant et incapable de vivre sans activité, il se reconvertit dans l'électroménager, que l'Europe était en train de découvrir et dont toutes les familles s'équipaient. Il était le directeur export pour la France de la société américaine Bendix.

Même si plus tard il se révéla un amateur au jugement sûr et d'excellent conseil, lorsque je le rencontrai il connaissait peu de choses, pour ne pas dire rien, à l'art lyrique. Il me l'avoua sans détour, puis m'énuméra ses trois passions : l'aviation, la chasse et la pêche. Enfin, avant d'arriver en gare de Matabiau, il souhaita m'inviter à dîner après le spectacle.

– Dans ce cas, lui dis-je, il faudra vous joindre à nous, car j'ai déjà convié ma mère, ma sœur et mes cousins à partager mon souper.

Il accepta et prit place à notre table. Il nous écouta plus qu'il ne prit la parole. Il est vrai que nous ne lui en avons guère laissé l'occasion. Maman commentait le spectacle à sa manière truculente et imagée. « Il ne faisait pas bon être ton partenaire ce soir », ce qui signifiait : « Tu as occupé tout l'espace », ou au contraire : « Tu ne t'es pas beaucoup fatiguée ». Cela dépendait de l'intonation. Silencieux, René nous écoutait vivre.

Il me donna rendez-vous à Paris. Maman trouvait que cette histoire allait trop vite. Pourtant, quatre mois plus tard, le 23 avril 1957, nous étions mariés. La cérémonie se déroula à Sèvres dans les actuels Hauts-de-Seine, où un ami pilote nous prêtait son appartement pour un an. Jane Berbié était mon témoin. L'Opéra ne tint pas compte de mon mariage dans sa programmation. Par inadvertance ou parce que je l'avais mal informé. Cette semaine-là, je chantai trois fois.

– 5 –

Lucia ou la sincérité absolue

Fin août 1957, à mon retour du festival de Bellac, j'eus la certitude d'être enceinte. Les premiers mois de ma grossesse furent pénibles. J'étais malade comme un chien et je salivais comme un ruminant. Début septembre, à l'Opéra-Comique, alors que je chantais *Lakmé*, j'ai eu une absence, un blanc. Devant mes yeux, je voyais défiler de la neige. J'étais très calme. Quelqu'un devait chanter, mais je ne savais pas qui. Aucun son ne sortait de ma bouche. Je laissai passer sept mesures sans donner la réplique à Roger Gardes qui, du regard, me lançait des appels désespérés. Mon corps refusait l'effort qu'il aurait dû fournir.

Comme chez les sportifs de haut niveau, la qualité des performances des chanteurs lyriques dépend de leur état physique et de la force de leur mental. Si ces deux éléments ne sont pas réunis ou s'ils sont amoindris, ils vont droit à l'échec. Peu de temps après, je fus hospitalisée à l'hôpital Foch de Suresnes pour une cure de sommeil, et mise au repos complet. Qu'à cela ne tienne, mon mari et moi étions très heureux de cette première naissance qui s'annonçait. René, qui avait treize ans de plus que moi, trouvait que la quarantaine était un bon âge pour devenir père. Catherine, Cathou, ma fille unique, vint au monde à Paris le 17 mai 1958, l'année de mes vingt-sept ans. C'était un beau bébé, pour nous le plus beau du monde. Maman arriva de Toulouse pour serrer dans ses bras sa petite-fille qu'elle trouva « parfaite ». J'adorais m'occuper de ce petit être, l'embrasser, le toucher, le serrer contre moi, le câliner, guetter ses progrès. Je recevais cette succession de petits bonheurs comme un cadeau.

Pour autant, je n'en oubliais pas ma carrière. Il m'était impossible d'y renoncer. Je le savais. Mes beaux-parents habitaient à Brueil-en-Vexin, à dix kilomètres de Mantes-la-Jolie, dans les Yvelines. Anciens agriculteurs, ils avaient abandonné leur Touraine natale pour acheter, avec mon mari, un presbytère de dix-huit pièces entouré de plusieurs hectares de prairies et de bois. Près de Paris, ce village de quelques centaines d'âmes, niché au fond de la riante vallée de la Montcient, petit affluent de la Seine bordé de bois et de prairies, nous parut idéal pour la petite enfance de notre fille. Ses grands-parents nous avaient proposé de l'accueillir.

Paris manquait alors de logements à louer. En cherchant bien, nous en avons trouvé un, rue Damrémont, sur le versant de Montmartre qui tourne le dos au cœur de Paris : nous n'étions pas trop loin des portes ouest de la capitale et nous retrouvions vite sur la route de Brueil. J'adorais m'y rendre. J'y retrouvais mon bout de chou, les fleurs et les animaux. J'avais là-bas des chiens, des chats, des oiseaux et même un âne, Doumé, acheté encore ânon pendant nos vacances en Corse, contre un sandwich et cinq francs. Il avait pris le bateau avec nous. À partir de Marseille, nous avions fait le voyage jusqu'à Brueil avec cet insolite passager sur le siège arrière de la voiture. Il s'y était plu. De temps en temps, nous nous étions arrêtés à la terrasse d'un routier pour qu'il se dégourdisse les pattes et boive. Nous avions eu beaucoup de succès. À Brueil, j'accompagnais souvent mon mari à la chasse et j'y prenais plaisir. Nous ne manquions jamais l'ouverture. Au début de notre mariage, René avait acheté un petit avion. Malgré son accident, l'envie de voler le titillait. Or, s'il n'avait plus le droit de piloter professionnellement, le pilotage de plaisance ne lui était pas interdit. Il me confiait les cartes, mais j'étais beaucoup moins douée pour leur lecture et le copilotage que pour les trilles. Nous avons assez rapidement cessé nos « raids », qui étaient sources de conflits entre nous et ne nous apportaient pas le plaisir que nous en escomptions.

À la fin de l'été 1958, je me remis au travail. Je soumis ma voix à un entraînement régulier. Sous la direction de Janine Micheau, je la réhabituai à l'effort. Je vérifiai la bonne santé de mes cordes vocales et l'étendue de ma tessiture. Je retrouvai ses couleurs. Le 15 septembre, je fis mes débuts dans *Dialogues des carmélites*, de Francis Poulenc. J'y reprenais le rôle de sœur Constance. J'avais tout à gagner ou à perdre, comme au casino, sauf que je ne m'en remettais pas à la chance, mais à ma voix et à ses possibilités expressives. Il ne suffirait pas de chanter intensément, il faudrait, par des regards, des attitudes, des expressions, accompagner la parole chantée et démultiplier son impact. À ce stade de ma carrière, ce rôle était une opportunité à laquelle il était impensable que je me dérobe.

J'abordai *Dialogues des carmélites* avec la tension qui accompagne tout événement important dans une vie et dans une carrière. Pour être tout à fait franche, je brûlais d'envie d'apporter ma contribution à cette œuvre majeure du milieu du XXe siècle, de l'avis général l'un des plus grands chefs-d'œuvre de l'opéra français. Sa création avait eu lieu à la Scala de Milan l'année précédente, le 26 janvier, dans une traduction italienne, et à l'Opéra de Paris le 21 juin 1958 en version française, remportant dans les deux cas un très vif succès. Sous l'excellente direction de Pierre Dervaux, Denise Duval, grande amie et égérie du compositeur, qui avait écrit le rôle pour elle, incarnait Blanche de la Force avec une puissance dramatique saisissante, Denise Scharley, une première prieure impressionnante, Rita Gorr, une mère Marie redoutable dans son affrontement avec le commissaire du peuple, Régine Crespin, une Mme Lidoine d'une grande noblesse vocale et d'une autorité superbe. Liliane Berton s'était montrée une émouvante sœur Constance. Elle y avait apporté un sens dramatique impressionnant, une diction irréprochable et un timbre d'une grande pureté. À l'exception de cette dernière, que je remplaçais, la distribution féminine demeurait identique. J'entrais dans le cercle des grandes sopranos, au talent reconnu. J'allais devoir soutenir la comparaison. Je m'y préparai, consciente du défi, pleine d'appréhension et d'angoisse, mais résolue à le gagner. Je tremblais de ne pas en être digne, ce qui me conduisit à intensifier le travail préparatoire.

Poulenc, au faîte de son art, a composé cet opéra en trois actes sur un texte remarquable de l'écrivain Georges Bernanos. En 1947, Bernanos, âgé de cinquante-neuf ans, alors en phase terminale d'un cancer, écrivit l'histoire véridique de seize carmélites de Compiègne qui furent arrêtées le 22 juin 1794, et accusées de conspirer pour le rétablissement de la monarchie. Conduites à Paris, traduites devant le Tribunal révolutionnaire que dirigeait l'impitoyable Fouquier-Tinville, elles furent condamnées à mort et exécutées le 17 juillet, dix jours avant la chute de Robespierre qui mit fin à la Terreur. Reléguant au second plan les soubresauts de l'histoire de France, Bernanos concentre son propos sur la tragédie intérieure de ces femmes et leur peur de la mort. Au-delà, il s'interroge sur le difficile chemin des chrétiens pris dans le chaos du monde. Poulenc, qui avait retrouvé la foi en 1936 lors d'une visite à Rocamadour, s'enthousiasma pour le texte de Bernanos. Le réduisant de moitié mais lui restant rigoureusement fidèle, travaillant dans l'urgence et la fièvre, il vint à bout de la transposition musicale en deux ans. Il en résulta un opéra d'une stupéfiante profondeur. Chaque personnage, chaque scène est conçue avec infiniment de justesse et de minutie. L'orchestration, qui multiplie les combinaisons instrumentales, se met au service des voix et du texte. Transparente, elle n'étouffe jamais les mots de Bernanos. Discrète, elle n'est ni effacée ni neutre. À la richesse de l'invention mélodique, à la souplesse sensuelle des modulations de la musique répond la volupté du timbre des instruments à vent qui tiennent un rôle prédominant.

Une heure avant le lever de rideau, j'étais en transe et fort angoissée. J'allais incarner une jeune religieuse qui n'avait pas encore prononcé ses vœux, une âme d'enfant, touchante par sa naïveté et sa pureté. Au troisième tableau du premier acte, scène capitale pour la compréhension de l'œuvre, avec sœur Blanche, j'allais m'interroger sur le sens profond de la mort. L'investissement et l'impact émotionnels étaient énormes. Ils augmentaient au fil de la partition. On n'échappe pas à de telles œuvres. *Dialogues des carmélites* remue autant le cœur que l'âme. Ce soir-là, chanter fut pour moi comme une prière, une prière à offrir. Sœur Constance était entrée dans ma chair et mon sang. Aujourd'hui encore, ses mélodies m'aident à vivre, à supporter mes douleurs et ma maladie.

L'année 1960 marqua un autre tournant décisif dans ma carrière. J'ajoutai le rôle écrasant de *Lucia di Lammermoor* à mon répertoire. Maria Callas s'y est illustrée, et maintenant Natalie Dessay. C'est un opéra en trois actes de Gaetano Donizetti, d'après Walter Scott. L'action se déroule dans l'Écosse de la fin du XVIe siècle. Sur fond de guerres de Religion, les grandes familles du pays s'opposent. Près de Lammermoor, Lucia aime Edgardo, membre du clan ennemi, mais Enrico, son frère, l'oblige à épouser Arturo. Une tragique histoire d'amour et de folie. L'Opéra, qui ne l'avait pas programmé depuis de nombreuses années, décida de le monter dans sa version italienne et de le placer sous la direction de Pierre Dervaux, son chef d'orchestre permanent. Pour incarner Lucia, rôle qui exige une voix de colorature de grande qualité, la direction fit appel dans un premier temps à une immense vedette internationale, l'Australienne Joan Sutherland, engagée pour un nombre limité de soirées. Pour assurer la continuité, on me donna ma chance. J'appris la partition en trois jours, mais il ne me fallut pas moins de trois semaines de travail acharné à raison de quatre heures par jour, beaucoup avec Janine Micheau, pour apprivoiser cette œuvre compliquée et me sentir à l'aise dans l'« Ardon gl'incensi » de la très redoutable scène de la folie.

Quelle que soit l'œuvre que j'avais à travailler, pour apprendre une partition, je la lisais d'abord en entier. Si je pouvais me procurer le livre dont l'opéra était tiré, je le faisais ; le texte aide à découvrir le caractère d'un personnage dont la mélodie dessine les contours. Puis je jouais la musique sur un piano, car ma mémoire se fixe beaucoup plus vite quand j'entends les accords. Cela me permettait ensuite de travailler n'importe où, dans une voiture, dans mon lit, dans le métro… Pour finir, j'écoutais des disques, guère longtemps, juste pour avoir une base, qu'elle me plaise ou pas. Je sélectionnais l'interprétation qui se rapprochait le plus de celle que je pensais devoir être la mienne, mais que je n'avais pas encore arrêtée. Quand l'occasion se présentait, j'assistais au spectacle, à Garnier, à la salle Favard ou au Théâtre des Champs-Élysées, en province ou à l'étranger. Cela me permettait de repérer ce qui me paraissait bon, ce qui ne l'était pas, et surtout ce que je ne devrais pas faire.

Je vins un soir apprécier l'interprétation de Joan Sutherland. Elle était excellente, d'une aisance remarquable dans le registre supérieur de colorature. Elle gardait un timbre rond et ample, même dans les notes les plus aiguës. Ce n'est pas pour rien que les puristes l'appelaient la *Stupenda* (« la Superbe »). Ce ne fut qu'après l'avoir entendue que j'arrêtai l'interprétation qui serait la mienne. Je désirais donner le meilleur de moi-même. Je savais que les puristes et les habitués ne manqueraient pas de me comparer à Joan Sutherland. Aussi, je pris le risque de chanter l'air de la folie dans le ton original, en *fa*, soit un ton au-dessus de celui imposé avec prudence par la plupart des titulaires du rôle. Je voulais apparaître exactement comme l'héroïne dont le poète relate la déchirante et triste histoire. Pour cela, il était nécessaire d'adapter la partition plus que centenaire et un peu datée à l'esthétique contemporaine. Je ne pouvais y parvenir qu'avec un jeu sincère, en obligeant ma voix à s'exprimer avec une absolue souplesse, en m'élevant dans les aigus avec aisance, en m'exprimant dans un registre très étendu.

Je montai sur scène dans une délicate robe blanche, aussi blanche que je l'étais sous mon maquillage. Ma crainte de ne pas être à la hauteur ne me quitta pas un instant, même pas lorsque, dans le déshabillé blanc et vaporeux qui convient au tableau final, je lançai mon dernier contre-*fa*. Pourtant, au moment où j'étais entrée dans la lumière, avec devant moi, dans le noir, tous ces visages qui n'en faisaient plus qu'un, la liberté, la sincérité, la force, l'invention et la voix m'avaient été données d'un seul coup. À travers cette musique et ces mots écrits par d'autres, devant ce parterre d'inconnus, j'étais Lucia, une Lucia d'une sincérité absolue, si vraie que le public n'en pouvait douter. J'étais cette jeune femme douloureuse et tendre. Le public me fit une ovation et multiplia les rappels. Il salua aussi avec la même intensité la performance d'Alain Vanzo en Edgardo, fabuleux, dont la voix s'accordait avec la mienne, excellent musicien qui respectait scrupuleusement le désir du compositeur. C'était un régal de chanter avec lui. Nous nous entendions merveilleusement bien. Je regagnai ma loge, le souffle court et la tête bourdonnante. Le mirage se dissipait. Déjà Lucia s'éloignait de moi. Demain, dans quelques jours je la retrouverais, je reviendrais attendre que le rideau se lève, retrouver cette sensation unique, existentielle, que nous recherchons tous, les artistes, ce mélange de peur et de plaisir qui nous fait avancer.

Mon mari me rejoignit et me dit combien il était fier de moi. J'entrepris de déposer ma perruque, de me démaquiller sans perdre de temps, me défis des habits de scène, les remis à l'habilleuse pour qu'elle les range et enfilai une tenue décontractée. J'avais faim. Chanter en spectacle creuse l'appétit. L'effort est tel qu'il m'est arrivé de grignoter avant le dernier acte. Pas souvent, je l'avoue, mais quelquefois. Pour l'heure, il était important d'aller manger et boire un peu de champagne. Un peu, pas trop. Je surveillais ma ligne, ne voulant en rien ressembler à ces divas très gourmandes dont les corsets ne parvenaient pas à contenir les formes. Contrairement à Régine Crespin, qui avait besoin de prolonger ses soirées jusqu'à l'aube et, de temps à autre, d'exercer son humour légendaire au club Chez Régine, rue du Four, la discothèque à la mode où se retrouvait le millier de personnes qui hantait alors les nuits parisiennes, je préférais refaire mes forces dans l'intimité familiale et retrouver assez vite mon lit. Nous avions un restaurant attitré – rue des Bons-Enfants, non loin des Halles, qui remplissaient encore leur office de mère nourricière de la capitale. À cette heure un peu tardive de l'après-spectacle, c'était un lieu calme où je parvenais à me détendre.

Les propositions commencèrent à affluer. Le temps libre devint pour moi un luxe difficilement abordable. Pourtant, autant que je le pouvais, j'en mettais de côté comme d'autres mettent de l'argent à la banque. Quand j'en avais un peu, je le dépensais d'un seul coup avec Cathou, ma jolie petite fille aux boucles mordorées et soyeuses. J'allais à Brueil et, avec elle, loin de la scène et de ses tapages, je n'étais qu'une maman comme toutes les mamans.

Le 29 décembre, pour marquer la fin de l'année, l'Opéra-Comique souhaitait fêter la mille cinq centième représentation de *Lakmé*, opéra exotique mais emblématique d'un style français. Le rôle avait été réservé à Mado Robin, qui l'avait interprété un nombre incalculable de fois et qui était parfaite en prêtresse hindoue innocente et délicate. Ce cadeau lui était dédié pour son quarante-deuxième anniversaire. Mais le 10 décembre, dix-neuf jours avant la représentation, le cancer généralisé qui la rongeait depuis des mois l'emporta. Sa disparition brutale m'attrista. Je la connaissais, j'admirais la qualité de sa voix et la facilité qu'elle avait à s'élever dans les aigus. Le rôle me fut proposé et j'eus à cœur de me montrer digne d'elle. Avec mes partenaires, Michel Roux et Alain Vanzo, l'orchestre et son chef Jésus Etcheverry, il nous importait de lui offrir un moment de rêve et de le partager avec le public qui était aussi le sien. Sans fausse modestie, j'ose dire que nous y sommes parvenus.

Le succès remporté par « ma » Lucia à Paris me valut d'être appelée par le théâtre de Covent Garden pour l'interpréter le 9 septembre 1961, sous la direction de John Pritchard, lors de la soirée de clôture du festival d'Édimbourg. Le public me renvoya un tonnerre d'applaudissements qui m'alla droit au cœur. J'avais tant travaillé pour les mériter ! Aussitôt après je dus me précipiter à Paris, où l'Opéra reprenait le 29 septembre *Les Indes galantes* de Jean-Philippe Rameau. Je rejoignais entre autres, Denise Duval, Suzanne Sarroca, Liliane Berton et Xavier Depraz.

Cette reprise étalait la flamboyance et les fastes de l'opéra à la française.

Le programme de l'année 1962 fut très chargé. Nous dûmes attendre le 15 août pour prendre des vacances en famille et il me fallut quinze bons jours pour déposer ma fatigue. Mon besoin de sommeil me semblait inépuisable. Maman nous avait rejoints dans notre coin de campagne ; ce furent des heures douces et simples, comme celles qui s'écoulent à Ussat pendant ma cure de soins.

Outre mes obligations envers l'Opéra que j'avais totalement remplies, j'étais appelée par beaucoup de théâtres régionaux. De Mons à Nantes, de Metz à Bordeaux en passant par Vichy, j'avais sillonné la France. Toujours des valises et le souci de les remplir sans rien oublier. Mon mari, qui était tenu professionnellement à des inspections régionales, les faisait coïncider avec mes contrats et m'accompagnait. Il aurait suffi aux dépositaires et aux responsables commerciaux qui relevaient de sa firme de connaître mes dates de représentation pour se préparer ! Cette idée nous amusait et m'amuse encore.

En mai, l'Opéra-Comique m'avait confié le rôle principal de *Princesse Pauline*, un opéra bouffe, une « mascarade », osèrent certains critiques, d'Henri Tomasi sur un livret de

Francis Didelot. Cette œuvre légère, bâtie autour des aventures sentimentales de cette princesse, était une création qui s'inscrivait dans l'air du temps. Le film *Vénus impériale*, de Jean Delannoy, avec Gina Lollobrigida dans le rôle de Pauline Borghèse, la turbulente sœur de Napoléon, qui devait sortir au début de l'année suivante, l'avait remise au goût du jour. Robert Manuel, de la Comédie-Française, en assurait la mise en scène. Christiane Harbell incarnait Zoé de Montalban, ma rivale, le baryton Jacques Doucet, le maréchal Massé, Jean-Christophe Benoît, mon mari, l'austère prince Borghèse. Le danseur Jean-Pierre Thomas traversait l'intrigue au sens propre comme au figuré. Il exécutait une série d'entrechats destinés à déclencher les rires. Je tirai mon épingle du jeu, mais pas cet opéra, qui fut très peu donné et guère repris.

En juillet, je retournai avec infiniment de plaisir au festival d'Aix-en-Provence. J'étais engagée pour interpréter la fiancée dans *Les Noces*, d'Igor Stravinsky. Je changeais totalement d'atmosphère. Au romantisme léger de *Princesse Pauline*, à ses robes Empire succédaient l'âme slave et les costumes traditionnels russes. En vingt-cinq minutes et quatre tableaux chorégraphiés, *Les Noces* décrivent et relatent le rituel d'une union russe traditionnelle.

Les épousailles ne sont pas la conclusion heureuse d'une histoire d'amour. Les fiancés obéissent à la communauté et non à leurs penchants. La liberté actuelle de nos mœurs les laisserait effarés, la joie désordonnée de nos cortèges aussi. *Les Noces* sont une œuvre brillante, émaillée de passages lyriques forts. Dans le deuxième tableau, l'intervention de l'alto qui contraste avec les voix débouche sur un feu d'artifice sonore. J'aime cette musique, son écriture moderne, sa ligne mélodique.

Stravinsky, qui n'hésitait pas à innover, a mis neuf ans à fignoler cette partition avec voix solistes, chœur, quatre pianos et six percussions. Il y a déposé ses tourments d'exilé qui évoquent sa terre devenue lointaine, dont il ne peut plus que rêver. Lors de sa création en 1923 à Paris, il confia la chorégraphie à Bronislava Nijinska, sœur de son grand ami Nijinski. Le texte avait d'abord été écrit en russe. Mais, Stravinski passant l'été en Suisse chez son ami le poète Ramuz, les deux hommes entreprirent une traduction française. Ce fut en quelque sorte un jeu. L'histoire ne dit pas s'ils y prirent beaucoup de plaisir. Ce n'est pas impossible. Stravinsky traduisait mot à mot. Puis il revenait à Ramuz d'adapter les phrases à la partition musicale et donc de faire coïncider au mieux accent tonique et tonalité musicale.

Dans la nuit chaude d'Aix, sous la direction éclairée de Pierre Dervaux, la fiancée russe que j'étais aima ses noces. Je les offris au public qui était venu passer une bonne soirée et se montra extrêmement chaleureux. J'aime l'ambiance de ce grand festival d'été qui occupe une place à part dans nos vies d'artistes lyriques. Nous nous y retrouvons comme en famille et nous prenons le temps de profiter de la ville d'art et de culture. Elle n'est avare de rien, ni de sa lumière, ni de ses senteurs, ni de la douceur de son climat, ni de l'ocre de ses pierres, ni du bleu très pur de son ciel. À Aix, le passé ne s'efface ni ne s'impose. Discret comme le sont les bons serviteurs, il rend agréable le temps présent. Je me souviens de thés glacés à la terrasse des Deux Garçons et de soupers animés autour d'une immense tablée, sous les grands arbres du Cours Mirabeau.

Dès le début de l'année suivante, l'étranger me sollicita. En mars j'étais à Rome pour *L'Enfant et les Sortilèges*, fantaisie lyrique en deux parties composée par Maurice Ravel en collaboration avec Colette, qui avait d'abord intitulé le livret « Divertissement pour ma fille ». Il se compose d'une succession de tableaux indépendants mêlant une multitude de personnages et de genres musicaux, du jazz au fox-trot en passant par le ragtime, une polka, un duo miaulé, une valse et, en conclusion, un choral sacré.

J'aimais l'italien, langue musicale, et bien que ce ne fût qu'une coïncidence, à l'Opéra de Paris je chantai pour la première fois *Rigoletto* en italien. Ce fut plus facile qu'en français, l'œuvre ayant été pensée en italien et, en conséquence, la musique et les mots se mariant plus intimement. Sur le plan purement musical, une partition a tout à gagner à être interprétée et jouée dans son livret original. Par la suite, quand je travaillais Gilda, je commençais mes répétitions en italien. Je retrouvais plus facilement la ligne musicale. Je me souviens d'un soir, à l'Opéra, où Matteo Manuguerra, chanteur argentin de grande qualité, un ami, me donnait la réplique. Nous chantions en français, quand soudain il m'a répondu en italien. J'embrayai et nous avons terminé *Rigoletto* dans sa langue originelle. Le public a apprécié et ne nous en a nullement tenu rigueur, au contraire. En revanche, les gens de la maison ne se sont pas privés de nous faire de sérieuses remontrances.

Je partis pour Lausanne et bientôt pour Vienne avant de gagner Barcelone. Mon passage au Volksoper de Vienne me laissa un peu d'amertume. J'y chantai l'air de la Reine de la nuit dans *La Flûte enchantée*. Le public m'accueillit fort bien et j'en ai gardé un très bon souvenir. Ce ne fut pas le cas du cercle étroit des habitués et de l'entourage du théâtre. La majorité de la distribution était composée d'artistes d'origine germanique, qui paraissaient outrés que l'on ait pu confier à une Française, dans un opéra allemand, un rôle aussi important que celui de la Reine de la nuit. Dans leur esprit, c'était une hérésie. Ils étaient d'ailleurs persuadés qu'il n'y avait pas de chanteurs lyriques de qualité en France. C'était à la fois drôle et déprimant, quoique, pour être tout à fait juste, personne n'ait jamais été incorrect avec moi. On m'ignorait.

Le 22 octobre, l'Opéra-Comique donna en création mondiale *Le Dernier Sauvage*, opéra comique de Menotti. Sous la direction de Serge Baudo, Gabriel Bacquier et moi-même tenions les rôles principaux. J'étais une Occidentale richissime partie en Afrique à la recherche d'un sauvage à qui je souhaitais apprendre les bonnes manières de chez nous. Rien ne se passait comme je l'avais prévu. Je tombais amoureuse de ma découverte. Ainsi finissait en cage celle qui croyait y enfermer l'autre. Cette œuvre ne m'a laissé que de bons souvenirs. L'année suivante, nous avons eu l'occasion de la voir au Metropolitan Opera de New York interprétée par Roberta Peters et George London. Menotti nous a invités chez lui à New York puis pour un week-end à la campagne. C'était un homme passionnant. Né en Italie, et vivant depuis toujours aux États-Unis, il avait fondé à la fin des années cinquante le Festival des deux mondes à Spolète en Italie. Unique en son genre, dédié à la fois à la musique classique et à la musique pluridisciplinaire, il rassemble pendant dix-sept jours, de la fin juin à la mi-juillet, la musique, l'art lyrique, le théâtre, les marionnettes, la littérature, le cinéma et la peinture. Classiques et avant-gardistes s'y côtoient. Menotti avait l'humour tendre et mordant. Il était plein d'esprit et très drôle. Il était un monde à lui tout seul.

– 6 –

L'appel de l'Amérique

Je possédais une voix, un répertoire, un nom. Les plus grandes scènes du monde me sollicitaient. L'Amérique m'appelait. Je n'allais pas refuser.

Ma décision m'occasionna un pincement au cœur. Laisser Cathou en France, même dans les très bonnes mains de ses grands-parents, me peinait. Trois semaines sans la serrer dans mes bras. C'était beaucoup. Mais il n'était pas souhaitable d'imposer un tel voyage à une enfant qui n'avait pas encore six ans.

Elle avait déjà l'habitude des théâtres, des coulisses et de la scène. Elle avait à peine trois ans la première fois que je l'y amenai. Pendant les répétitions, elle restait assise aux premiers rangs de l'orchestre. Pendant les représentations, je l'asseyais sur la scène à côté du pompier de service et elle m'attendait sans bouger. C'était la consigne et elle la respectait. Jamais elle n'a bougé, jamais.

Mon mari s'est fait prier pour m'accompagner. Après avoir beaucoup hésité, il s'est décidé au dernier moment, nous faisant courir après les visas.

C'était ma première traversée de l'Atlantique. Nous l'accomplissions avec mes partenaires, Alain Vanzo et Gabriel Bacquier. Je la vivais comme une récompense. Avec le recul, j'ose le dire. Que de changements en si peu de temps ! Quel chemin parcouru de Toulouse à Montréal, où nous devions atterrir !

Le dépaysement fut brutal. En quelques heures, nous étions passés de la grisaille de l'hiver parisien aux rigueurs d'un hiver canadien qui avoisinait les vingt-cinq degrés au-dessous de zéro. Nous avions aussi changé de fuseau horaire, ce qui me provoqua d'épouvantables crampes d'estomac durant ma première nuit. En France, à cette heure-là, j'aurais dû être en train de prendre mon petit déjeuner. Mais le *jet lag*, comme on dit maintenant, passe vite. Heureusement, car nous devions nous préparer en vue du concert consacré à l'opéra français que nous allions donner pour la télévision canadienne. Nous avons chanté des extraits d'Offenbach, des *Pêcheurs de perles*, de Georges Bizet, et de *Lakmé*. Gabriel Bacquier chantait *Lakmé* pour la première fois. Dans l'avion, il me demanda de lui en donner les clefs. Je le fis avec plaisir. J'étais stupéfaite de la qualité de son interprétation, de la couleur qu'il avait su lui donner. Il fut un Nilakantha d'anthologie, expressif et dense. J'admirais son immense talent.

De Montréal, nous avons repris un avion pour Miami. Sans transition, nous sommes passés d'un froid intense à la canicule de juillet sur la Côte d'Azur. Les hibiscus, les cocotiers et les flamands roses, les tropiques à portée de la main. Et une température plus élevée de cinquante degrés ! À Miami, nous avons donné deux représentations de *Lakmé*, et une troisième à Fort Lauderdale, qui est la Venise de Floride. Nous nous sommes produits dans de très vastes auditoriums. Celui de Miami comprenait trois mille cinq cents places, celui de Fort Lauderdale, deux mille cinq cents. Chaque fois ils étaient combles. Je découvris l'influence de la publicité à l'américaine. Dans ces années-là, entre ce qui se faisait aux États-Unis et en France, il existait le même écart qu'entre la réclame de jadis et la publicité d'aujourd'hui. À Miami Beach, je me rencontrais partout, reproduite plus grande que nature sur des panneaux géants qui annonçaient « Les étoiles du Grand Opéra de Paris ». J'étais flattée, je l'avoue. Qui ne l'aurait été ? Je le vivais très bien, d'autant que personne ne me reconnaissait dans la rue.

Une fin d'après-midi que nous étions descendus de voiture pour photographier des hibiscus sur la baie de Biscayne, un pêcheur à la ligne s'approcha de nous et nous demanda si nous étions canadiens.

– Nous sommes français, lui avons-nous dit.

Il s'exclama :

– Savez-vous que vous avez en ce moment des compatriotes célèbres dans cette ville ? Les étoiles du Grand Opéra de Paris sont ici !

– Les étoiles, c'est nous ! Vous êtes en train de leur parler, lui avons-nous répondu.

– Ne bougez pas, surtout ne bougez pas ! s'écria l'homme à la canne à pêche en détalant comme un lapin.

Il courait prévenir son épouse. Mes partenaires, mon mari et moi, nous avons terminé la soirée chez ce couple sympathique qui était ravi de nous offrir le champagne et d'en boire avec nous. Alain Vanzo et Gabriel Bacquier nous accompagnaient. Au départ, nous étions convenus qu'en dehors du travail chacun mènerait sa vie selon ses goûts. Nous nous sommes très vite aperçus que nous allions tous toujours dans les mêmes endroits. Nous passions le plus clair de notre temps ensemble. C'était agréable et confortable.

Les milliardaires floridiens nous ont entrouvert leur country club et ont donné en notre honneur une réception fastueuse au Fontainebleau qui était, alors du moins, l'un des plus grands hôtels du monde. L'enfant d'Esquirol ouvrait grands ses oreilles et ses yeux devant ce monde où tout était neuf et possible, ou presque. Quel pays magnifique, pour qui la France représentait la culture sous toutes ses formes !

Sur le chemin du retour, nous avons fait escale à New York. Gian Carlo Menotti souhaitait que nous assistions à une représentation du *Dernier Sauvage*. Ce fut très gai et mondain. De cette soirée, je possède toujours une photo prise par mon mari dans les coulisses du Metropolitan Opera, juste après la fin de la représentation. J'y figure en grand décolleté entre George London, le bon sauvage américain qui nous dépasse tous d'une tête, jambes nues, avec pour tout vêtement un maillot en peau de panthère façon Tarzan, et Roberta Peters, la richissime extravagante, chapeautée comme pour une cérémonie en ville, aussi glamour que Jacqueline Kennedy, dont Gian Carlo Menotti, accroupi, nœud papillon et raie impeccable, tient la main gantée. Gabriel Bacquier, l'air avantageux, élégant comme un Français peut l'être, complète le tableau.

Ce premier voyage américain ne fut pas que du plaisir. Pas un instant je ne perdis de vue qu'il était avant tout de travail, et pour peu que je sache regarder, d'enrichissement personnel.

Cela m'avait été dit, mais je le constatai avec satisfaction : l'outre-Atlantique, New York en particulier, aimait l'opéra français, au point que l'on donnait en concert au Carnegie Hall des œuvres lyriques qui avaient presque disparu de notre répertoire. Régine Crespin venait d'y chanter *Hérodiade*, de Jules Massenet, et Suzanne Sarroca allait y interpréter sans tarder *La Juive*, d'Halévy. J'en avais aussi profité pour assister, au Metropolitan Opera, à une représentation d'*Ariane à Naxos*, de Richard Strauss, une œuvre qui m'enchantait et dont je travaillais le rôle de Zerbinette.

Deux parties autonomes composent cet opéra baroque par excellence. Dans la première, Strauss présente les déconvenues d'un jeune compositeur qui vient livrer un opéra très sérieux, *Ariane à Naxos*, à un riche commanditaire. Celui-là veut mutiler la partition et intégrer des bouffonneries au drame. Ce faisant, Richard Strauss met en musique la vieille querelle qui oppose depuis des lustres les tenants de l'*opera seria* et ceux de l'*opera buffa*. Il se moque à la fois du « grand » opéra allemand et de l'opéra-comique italien.

La seconde partie est consacrée à la représentation de l'opéra proposé dans le prologue. Ariane abandonnée sur l'île de Naxos par Thésée pleure sur son sort. Surgissent des personnages de la commedia dell'arte, dont Zerbinette, qui tentent de dérider la malheureuse Ariane. En vain. Finalement, Bacchus s'échoue sur cette île perdue. Il séduit Ariane, lui rend goût à la vie et l'emmène sur son beau navire.

Il n'est pas facile de donner corps, âme et musique à cette œuvre qui navigue entre tragédie, comédie et satire. La musique de Strauss est brillante, tantôt solennelle, tantôt d'une simplicité bouleversante, mais toujours inspirée et généreuse. Elle demande des interprètes qui ne soient pas seulement d'excellents chanteurs, mais aussi de bons comédiens. Zerbinette se doit d'être délurée, un tantinet sexy et de faire passer en émotion son grand air, « Grossmächtige Prinzessin ». Le rôle est long, exige un gros effort physique et une forte tension nerveuse.

Je devais l'interpréter au festival d'Aix-en-Provence en 1966. Dans ce but, je travaillai la musicalité, les cadences, la couleur des sons et la respiration avec Janine Reiss, chef de chant de Maria Callas. Elle m'a accompagnée, pas à pas, sur ce chemin qui permet de servir au mieux une œuvre. Dix fois, vingt fois, autant de fois que nécessaire, Janine

Reiss m'a fait recommencer tel ou tel passage : les acrobatiques coloratures qu'il faut rendre sublimes, les intonations ardues à découvert et les sauts importants entre les registres. Cela avec élégance et gentillesse, mais d'une main ferme. Jamais de flatterie, une exigence sans faille.

Je chantai pour la première fois Zerbinette au festival d'Aix en 1966. Dans la programmation de Gabriel Dussurget, cette *Ariane à Naxos* était une reprise. Les décors et la mise en scène avaient été revus, perfectionnés, peaufinés. Le spectacle fut retransmis en direct à la télévision française. La critique salua « l'une des plus remarquables réalisations de l'équipe aixoise ». Elle encensa également « les talents multiples de la distribution », en commençant par Régine Crespin qui interprétait Ariane. Elle souligna « l'étourdissant brio » du quatuor de la commedia dell'arte, formé de Michel Sénéchal, Michel Hamel, José Van Dam et Robert Kerns. Ma Zerbinette lui plut aussi. Beaucoup. Elle en releva « la maîtrise jusque et surtout dans les régions les plus élevées de la tessiture ». Pourtant, ce soir-là, je n'étais pas au mieux de ma forme. Je couvais une angine qui se traduisait déjà par de la fièvre. Je dus mobiliser toutes mes forces pour aller jusqu'au bout de mon grand air. Robert Kerns s'en aperçut. Il m'apporta un thé additionné d'une très large rasade de rhum et m'intima l'ordre de boire ce breuvage de sa composition. L'effet fut immédiat et radical. Je menai jusqu'au bout Zerbinette, avec sa malice et sa gouaille de fille de la Méditerranée, pleine de bon sens et d'entrain. Je fus cette autre personne que le public était venu voir et entendre. Je lui offris intact le rêve qu'il s'était forgé et il me le rendit au quintuple, récompensant par ses applaudissements le long travail auquel je m'étais astreinte.

Cette même année, à Vienne puis à Chicago, je chantai la Reine de la nuit. C'est un rôle à part, très dramatique, qui comprend deux airs très courts mais extrêmement difficiles, même pour une voix qui possède des facilités naturelles. Il faut vocaliser en virtuose et reproduire les différentes humeurs du personnage, passer de la colère à la douceur et à l'autorité, le tout dans une tessiture très large, et atteindre des notes très aiguës, un contre-*fa* dans le premier air et quatre dans le second.

Dans les années qui suivirent, j'interprétai à de multiples reprises cette mère tourmentée et impérieuse, entre autres au théâtre Colon de Buenos Aires et à nouveau au Volksoper de Vienne. Ce dernier m'avait également engagée dans la distribution de *L'Enfant et les*

Sortilèges. J'interprétais le Feu et le Rossignol. C'est également à Vienne que le 12 avril 1967 je reçus des ovations comme rarement j'en ai connu, après avoir chanté *Le Rossignol*, de Stravinsky. C'est peut-être la seule fois dans ma carrière où j'osai me laisser aller à parler de triomphe, ma modestie dût-elle en souffrir. Ce fut un moment de vie extraordinaire, de ceux qu'on aime se rappeler quand la maladie vous accapare, quand elle vous rend le quotidien difficile.

Construit sur le modèle de la Scala de Milan, le Teatro Colon de Buenos Aires, scène mythique, a la réputation de posséder la meilleure acoustique du monde. J'ai pu le vérifier. Je fus conviée à y chanter plusieurs fois. Il était et est resté de loin l'Opéra le plus somptueux des deux Amériques. En le découvrant, j'avoue avoir été impressionnée. Dans l'entrée principale coiffée d'une coupole en vitraux, un grand escalier en marbre de Vérone conduit aux deux salons des balcons et des loges : le salon des Bustes abrite les statues des grands musiciens, le salon Doré, tapissé de miroirs, rappelle Versailles et sa galerie des Glaces. La grande salle en forme de fer à cheval permet à deux mille cinq cents spectateurs de s'asseoir confortablement. Elle est éclairée par un lustre de sept mètres de diamètre qui ne compte pas moins de sept cents ampoules. Elle est ceinte de six étages de loges dont dix sont masquées par des grilles. À l'origine, dans la première moitié du XXe siècle, celles-ci étaient louées aux amateurs d'opéra en deuil qui ne voulaient pas être vus. En Argentine, il était en effet inconvenant de s'offrir ce plaisir-là, et d'autres, en période de deuil. Récemment, cette institution a dû fermer pendant quatre ans pour restauration. À la grande satisfaction des mélomanes du monde entier, elle vient de rouvrir le 25 mai, marquant de son empreinte les festivités du bicentenaire de l'indépendance de l'Argentine. Jusqu'au bout les officiels ont craint que les travaux ne soient pas achevés à temps. Mais n'est-ce pas une constante chez les Argentins que les choses ne commencent jamais comme prévu, se passent toujours comme si le hasard décidait et finissent le plus souvent très bien ?

Je découvris Buenos Aires en septembre. C'était le printemps et il y faisait déjà très chaud. La ville ne s'éveillait que vers midi. Lors de mon second passage en 1969, j'amenai ma petite fille. C'était en juillet, pendant ses vacances scolaires. Elle avait onze ans. Un médecin et sa femme me proposèrent de l'accueillir pendant les répétitions et les spectacles. J'étais gênée, car je ne pouvais aller la récupérer qu'aux environs de minuit.

– Mais ça nous va très bien ! me dirent-ils.

Et je constatai que c'était vrai. Buenos Aires vit en partie la nuit, et récupérer ses enfants chez la nounou après minuit fait partie des mœurs.

Le public manifestait bruyamment son plaisir ou sa déconvenue. Je me souviens de l'immense enthousiasme qui clôtura notre présentation de *La Flûte enchantée* en 1968. L'Autrichien Otmar Suitner, grand spécialiste de Mozart, déjà à la tête du Staatsoper de Berlin, était à la baguette. J'avais pour partenaires Joan Carlyle, soprano lumineuse et fine, Peter Schreier, ténor à la voix légère, flexible, expressive et charmante, Hermann Prey, baryton de grande classe dont la carrière est marquée par les rôles mozartiens, et Franz Crass, une basse à la voix noble, tous chanteurs de premier plan. Ce fut plus qu'un tonnerre, un déferlement d'applaudissements, comme un roulement de tambour célébrant une victoire.

Je vins trois fois au Teatro Colon. J'en profitai pour approfondir ma connaissance du tango. Je l'avais approché à Toulouse, au temps où je gagnais ma vie comme pianiste de bar. À l'Albrighi, le grand café de la place Wilson, Juan Lorenzo et ses musiciens nous offraient certains soirs des airs de tango et des milongas sensuelles et tristes, une musique d'amour et de mort comme à Buenos Aires. J'adorais le bandonéon, instrument phare des orchestres de tango composés d'un piano, de violons et de contrebasses. Un des danseurs du Teatro Colon avec qui je suis restée amie accepta de me servir de guide à la Boca, ce quartier de la nuit qui se trouve près du port. Là, je découvris un vaste éventail de styles et de rythmes sur des mesures à deux ou quatre temps plus ou moins marqués selon les orchestres. C'est pourquoi, lorsque le 7 mai de cette année me fut donnée l'opportunité de composer le programme du premier concert du festival Gabriel-Fauré, j'ai souhaité terminer la soirée avec le Carrasco « H » Quartet, orchestre de tango très réputé, un clin d'œil au temps qui passe et à cette musique si expressive. Les époques se succèdent et le tango toujours respire, grandit, évolue.

Dans les années soixante et soixante-dix, j'avalai des milliers de kilomètres comme d'autres prennent le métro tous les jours pour se rendre à leur travail. Je trouvais normal le rythme infernal que j'imposais à mon corps et à mon horloge biologique. Je venais toujours à bout de ma fatigue. Je la trompais par une hygiène alimentaire stricte, un repos familial au calme en été et ma rage d'avancer, d'aller toujours plus loin dans mon art. Ce rythme me convenait. Cette vie me satisfaisait. Ma fille, qui dès son entrée à la grande école était venue habiter avec nous, et mon mari se plaignaient parfois de ces voyages multiples, de ces absences répétées. Pour la communion de Cathou, j'avais dû régler tous les préparatifs depuis Madrid, où j'interprétais Lucia avec le grand ténor espagnol Giacomo Aragall.

– Maman, me disait-elle, c'est dur de m'endormir le soir sans sentir ma petite main dans la tienne.

J'avais beau multiplier les coups de téléphone, je lui manquais. Je menais une vie normale d'artiste, aux horaires décalés, toujours par monts et par vaux, mais totalement anormale par rapport au reste de la société. J'en avais conscience, mais c'était la mienne, celle pour laquelle j'étais venue au monde. La musique y régnait en véritable absolu. Il m'était impossible de m'y soustraire. C'eût été abandonner une partie de mon âme. Je ne pouvais me passer du travail qu'exige l'activité artistique, de l'incertitude qui l'accompagne et des tâtonnements qui la suivent jusqu'à l'achèvement de la performance qu'est le spectacle.

Plusieurs fois, avec ma fille et mon mari, nous avons évoqué l'arrêt de ma carrière pour me consacrer à ma famille, l'arrêt de ma vie d'artiste. En face d'eux, il m'est arrivé de l'envisager, mais au fond de moi, je savais que c'était impossible, que je serais vite devenue insupportable, agressive, que le chant et la scène m'auraient trop manqué, que d'une façon ou d'une autre je me serais évadée de la cage d'amour qu'ils m'offraient.

– C'est impossible, disais-je tristement sur un ton pitoyable, le cœur serré, l'âme en peine. Je suis née musicienne. J'ai été nourrie d'opéras. J'ai travaillé jusqu'à épuisement pour donner à ma voix l'amplitude et la souplesse qui m'ouvrent les grands rôles. Non, je ne peux pas renoncer au crissement du rideau qui s'ouvre, à cet état second qui s'empare de moi avant d'entrer en scène, à la beauté du chant, à la communion avec le public. J'ai besoin de savoir que ces fêtes d'un moment dont je suis l'auteure et l'instrument vont recommencer.

Opéra de Paris, Nice, Catane, Toulouse, Barcelone, Lyon, Dijon, Rio de Janeiro, Rome, Lisbonne... je repartis. J'oubliai mon foyer avec Lakmé, avec Lucia ou Gilda, fidèle à l'esprit des œuvres, à la volonté des compositeurs, à ma ligne de vie. L'année 1973, par exemple, fut des plus chargées. Il y eut une série de *Rigoletto* à Seattle avec Matteo Manuguerra, puis une tournée à Amsterdam avec *Le Directeur de théâtre*, de Mozart, des représentations à Angers, un concert avec Alain Lombard à Miami, où j'ai aussi chanté avec Jane Berbié *L'Enfant et les Sortilèges* et *Carmina Burana*, de Carl Orff, une tournée en

URSS et une série de concerts en Islande. C'était beaucoup pour ma famille, pour ma santé, pour ma voix.

Il m'est impossible de tout raconter de ces voyages, des trains, des avions, de ces soirs si différents et si semblables, des scènes et des chambres d'hôtel, de la grande famille des chanteurs lyriques dispersée aux quatre coins du monde que nous formions avec mes partenaires, de nos retrouvailles au hasard de nos contrats, de la gentillesse des publics divers le plus souvent avertis, de cette foule de souvenirs. Ils s'entrecroisent dans ma mémoire, formant des images douces et riches dans lesquelles ma vie d'aujourd'hui trouve réconfort. Sous les grands arbres d'Ussat, dans cette paix bienfaisante, je les déplie et les ausculte, y découvrant sans cesse des motifs cachés, oubliés et pourtant savoureux.

Je me souviens comme si c'était hier de mes débuts au Metropolitan Opera de New York le 25 septembre 1973. J'y chantais Gilda, la fille de Rigoletto. Centré sur le personnage dramatique et original d'un bouffon à la cour de Mantoue, *Rigoletto*, dont Verdi a composé la partition en quarante jours à partir d'un texte remanié de Victor Hugo, est un drame de la passion, de la trahison et de l'amour filial. Cet opéra offre une combinaison parfaite de richesses mélodiques et de pouvoir dramatique. La répétition constante, dès le prélude, de la note *do* en rythme pointé souligne le thème récurrent de la *maledizione*. Je connaissais le rôle de Gilda. Je l'avais interprété maintes fois. De plus, j'avais beaucoup répété, mais mon appréhension était immense. Je chantais au « Met ». Quel chanteur n'aurait pas été impressionné ? C'est le lieu de tous les possibles, de tous les succès comme de toutes les catastrophes. C'est là que Caruso a forgé sa gloire mondiale le 10 décembre 1910 en incarnant Dick Johnson, lors de la création de *La Fille du Far West*, de Giacomo Puccini. Les Parisiens l'avaient applaudi dans *Rigoletto*, mais les New-Yorkais encensèrent son intelligence des rôles, son timbre et son charisme. Ils en firent le ténor le plus illustre de son époque et l'un des plus célèbres de tous les temps.

En dépit de leur propre trac, mes partenaires, dans l'ensemble italiens, me manifestèrent une chaleureuse sympathie. Enrico di Giuseppe était le duc de Mantoue, Louis Quilico, Rigoletto, Joan Grillo, Maddalena, et Enzo Flagello, Sparafucile. Notre entente fut parfaite. Lorsque dans le deuxième acte je terminai le fameux air « Caro Nome », la salle me gratifia d'une vibrante ovation. Lors des représentations suivantes, j'eus de nouveaux partenaires non moins sympathiques, John Alexander dans le rôle du duc et Matteo Manuguerra, une vieille connaissance, dans celui de Rigoletto.

Si je me souviens autant de ce passage à New York, c'est aussi que pendant mon séjour, j'aurais pu vivre uniquement dans le périmètre de la place où se trouve le Met. En face il y a le New York City Opera, où triomphait Beverly Sills, que j'admirais beaucoup. Elle m'avait profondément émue en Cléopâtre dans le *Jules César* de Haendel. Juste à côté, à la Juilliard School, autre temple de la musique, on donnait de merveilleux concerts. J'en profitai.

Peu avant, au tout début de l'été, j'avais effectué une tournée en URSS. À Moscou, j'ai chanté *Rigoletto*, *Lucia di Lammermoor* et *Le Barbier de Séville* au Bolchoï. Puis un peu plus tard à l'Opéra d'Odessa. Quelle angoisse ! Je chantais en italien avec des partenaires qui me donnaient la réplique en russe. Il me fallait faire un terrible effort de concentration pour ne pas perdre le fil de mon texte en entendant autour de moi une langue qui m'était inconnue.

Ces voyages m'ont permis de profiter de spectacles qui se donnaient dans le monde et d'entendre les plus grands dans des moments de grâce. C'est ainsi que je garde un merveilleux souvenir de Montserrat Caballé et de Nicolaï Gedda dans *La Traviata*, de Verdi, au Covent Garden de Londres, et de Grace Bumbry dans *Salomé*, de Strauss, au Metropolitan Opera.

Le 19 janvier 1974, j'étais de retour à Miami. Jusqu'au 29, je devais y chanter *Roméo et Juliette*, de Charles Gounod, avec le charismatique et très beau ténor italien Franco Corelli. Que se passa-t-il ? Que m'arriva-t-il ? Une fatigue infinie, brutale, sans nom, s'empara de moi. Elle fondit sur mes épaules, y tomba d'un coup et s'étendit très vite à tout mon être. J'étais anéantie, incapable du moindre effort. Je n'assurai aucune des représentations prévues. Les médecins américains demeurèrent perplexes. Ils me donnèrent des remontants qui ne firent aucun effet. Je rentrai en France très mal en point. Les médecins français ne se montrèrent pas plus éclairés que leurs confrères. Mes forces ne revenaient pas. J'étais incapable de chanter et même de me mouvoir. Avais-je trop travaillé et depuis trop longtemps ? J'étais défaite. Ce tempérament qui me porte à refuser l'échec m'avait abandonnée. Cette reddition angoissait les miens. Je demeurais inerte devant leur inquiétude. J'étais absente de mon corps, sans voix, sans volonté.

Sur les conseils d'amis, je partis me reposer dans les Alpes, au-dessus de Nice. Le bon climat fit son œuvre et, en quelques jours, je retrouvai mon allant. On estima que j'avais subi une « attaque du virus de Miami », non identifié à l'époque et encore aujourd'hui. J'avais retrouvé mes forces, mais l'attaque avait été trop rude pour ne pas laisser de traces. Plus tard, le Pr Lyon-Caen m'assura que cet épisode ne constituait pas la première attaque de la maladie de Parkinson. Je ne mets nullement en doute sa parole, mais je ne peux m'empêcher de comparer cette désastreuse péripétie aux abattements qui me terrassent régulièrement et m'interdisent toute activité. Auraient-ils été inscrits dans mes gênes ? Seraient-ils constitutifs de ma nature, comme des fanaux signalant à la maladie qu'il y avait là un terrain propice ? Je la sais rampante, capricieuse, inattendue mais sans constance dans ses manifestations. Elle m'atteint, mais aussi longtemps que je le pourrai, je ne plierai pas.

Je repris le courant de ma vie, mais je ne pus longtemps me cacher que le « virus de Miami » m'avait ôté une partie de la confiance que j'avais dans ma voix. Je n'étais plus aussi assurée de mes aigus et de mes suraigus. Je n'éprouvais plus le bonheur que j'avais connu à être en scène. Je cherchais en vain ce désir de convaincre qui m'avait animé jusque-là, chaque fois que le rideau s'était ouvert sur une salle. Ce désir de vaincre et de l'emporter qui anime les artistes comme les sportifs de haut niveau avant l'épreuve ne m'habitait plus. Le moteur qui me portait à me dépasser était grippé. J'acceptai cependant d'incarner Marie, la vivandière dans l'opéra-bouffe de Donizetti à l'Opéra-Comique, qui devait être enregistré et diffusé à la télévision française. Plus la date fatidique approchait, moins je me sentais bien. Mon corps n'acceptait pas mon entreprise. J'assurai tant bien que mal trois représentations. Le public, qui a de légitimes exigences, me fit sentir sa déception. La fatigue, qui s'était éloignée, avait repris le dessus et il me fut impossible d'aller plus loin. Je me retirai de la production. Je ne devais pratiquement plus chanter d'opéra à l'exception d'un dernier *Barbier de Séville* aux îles de Lérens, avec le baryton Pierre Le Hémonet et le ténor Charles Burles, avec lequel, en 1970, j'avais enregistré *Lakmé* sous la direction d'Alain Lombard. Une page se tournait.

– 7 –

Un rythme effréné

J'aspirais à posséder une maison qui fût tout à moi, un nid dans lequel je me reconnaîtrais, que j'aurais organisé à ma guise et à mon image, où je pourrais refaire mes forces. Cela m'était d'autant plus nécessaire qu'un nouvel homme était entré dans ma vie et la partageait. Je m'étais progressivement éloignée, puis séparée de mon mari.

Il faisait froid sur Limoges lorsque je descendis du train en ce début de décembre 1971. Le ciel était gris et bas. L'après-midi touchait à sa fin et déjà les rues s'étaient habillées de lumière pour la nuit. Je frissonnais dans mon confortable manteau et décidai de me réchauffer avec un thé avant de me mettre en quête de mon hôtel. Je m'installai au buffet de la gare des Bénédictins, laissai la chaleur m'envahir, oubliai le temps, plus exactement je le regardai passer avec les multiples voyageurs qui s'agitaient sous la somptueuse verrière. Temps suspendu, hors de ma vie, calme qui précède la tempête et les grandes émotions. Un tourbillon, un grand coup de cœur que rien n'annonçait bouscula ma vie à l'instant même où je franchis la porte de l'Opéra-théâtre municipal. Je venais chanter *Lakmé*. L'administrateur général vint m'accueillir, et ma vie bascula. Georges-François Hirsch était un bel homme. Il avait une manière de saluer, de ne prononcer que les mots indispensables, fermement mais avec courtoisie, une façon bien à lui, directe, de mettre à l'aise et de faciliter l'installation qui m'interpella. Je découvris très vite que rien ne lui échappait de cette structure régionale en plein cœur de France, inaugurée à peine quelques années plus tôt. Il supervisait tout, de la programmation, qui comprenait des spectacles lyriques, des ballets et des concerts, au moindre détail pour la bonne marche de la maison. De sept heures à minuit passé il surveillait les mises en scène, les répétitions sur le plateau scénique de 388 mètres carrés, les modulations de la salle qui, selon les besoins, pouvait passer de mille cinq cents places à mille, l'atmosphère des coulisses, les approvisionnements, l'arrivée des spectateurs, le déroulement du spectacle et la fermeture des portes après l'extinction des lumières. Pince-sans-rire, il rappelait que « dans une vie antérieure pas si lointaine » il avait été technicien de plateau et metteur en scène, se réjouissant des connaissances qu'il y avait acquises. Il logeait sur place, préférant être au plus près de ses responsabilités. Je fus impressionnée, puis séduite. Nous nous sommes revus jusqu'à souhaiter habiter ensemble.

Dénicher la maison que je cherchais à Paris se révéla plus compliqué que je ne le pensais. Ce fut le père de Georges-François qui me signala celle pour laquelle j'allais me décider, et dans laquelle j'habiterais pendant vingt-cinq ans.

– Il me semble, me dit-il, qu'il y a rue de Milan derrière la gare Saint-Lazare, dans le quartier Saint-Georges, un ancien pavillon de chasse qui vous conviendrait.

– Pavillon de chasse ? m'étonnai-je, oubliant que Paris n'avait commencé à escalader les contreforts de Montmartre qu'aux alentours de 1850 et que, jusque-là, on chassait le lapin de garenne sur l'actuelle place de l'Europe.

J'arrivai rue de Milan aux environs de vingt heures. C'était, et c'est toujours une rue tranquille bordée d'immeubles bourgeois derrière lesquels, lors de leur construction, pour l'essentiel dans la deuxième moitié du XIXe siècle, des jardins avaient été aménagés pour accueillir voitures et chevaux. Il faisait nuit et je n'y voyais guère. Mais, à peine ai-je eu franchi la porte cochère du premier immeuble et découvert la cour pavée que sa façade dissimulait à la rue, que je me sentis chez moi. Devant moi se dressait une maison, haute de trois étages posés sur un sous-sol à demi enterré. Dans la pénombre à laquelle mes yeux s'habituaient, elle m'apparut comme une belle endormie coiffée d'un toit d'ardoise à la Mansart, bien proportionnée et harmonieuse. L'envie me vint immédiatement de la réveiller. Pour y accéder, point de perron, mais deux marches de granit marquées par le temps et une porte d'entrée à deux battants ouvrant sur un vaste vestibule. Entre cette demeure enracinée dans la vie parisienne et moi, un lien immédiat s'établit. D'importants travaux s'imposaient, mais je voulus l'habiter tout de suite. J'ouvris les volets les uns après les autres au fur et à mesure des aménagements.

Quelque temps plus tard, j'engageai Juliette, qui avait longtemps été au service de Janine Micheau et devint rapidement indispensable au fonctionnement du foyer. Elle était bretonne et fin cordon-bleu. Quand je n'étais pas en déplacement, nous prenions le petit déjeuner ensemble à la cuisine. Je lui donnais mes instructions et elle s'occupait de tout. Ces tête-à-tête étaient souvent animés. Nous pouvions toutes les deux avoir le verbe haut, ce qui, au fond, nous rapprochait et soudait notre entente. Juliette ne logeait pas rue de Milan, mais non loin de là, dans un studio proche de la place Clichy. Je me souviens d'un matin, au début des années quatre-vingt, où elle arriva sanglée dans un beau manteau de ville qu'elle n'enleva pas, visiblement d'humeur maussade. Elle s'assit sur la chaise la plus proche, les mains crispées sur son sac posé sur ses genoux.

– Qu'y a-t-il, Juliette ?

Elle ne répondit pas, gardant sa mine renfrognée, et attendit que je repose deux fois ma question avant de lâcher, sur un ton de reproche qui en disait long sur sa frustration :

– On ne reçoit plus, ici. Il y a un mois qu'il n'y a pas eu de dîner.

La parfaite gouvernante qu'elle était ne pouvait se passer d'un « train de maison » ! Je m'empressai de la satisfaire. Comme elle, j'aimais que la maison soit animée et chaleureuse. Je me réjouissais d'y entendre le rire insouciant de Cathou. Elle s'était transformée en une ravissante adolescente et nous rejoignait souvent. Elle partageait son temps entre la maison de son père et la mienne. Un bon feeling s'établit entre elle et Georges-François, au cours de nos trois ans de vie commune, et ne se démentit pas par la suite. Il parvenait à la faire travailler bien plus que nous, ses parents, y avions réussi. Juliette demeura vingt-cinq ans près de moi et ne me quitta que lorsque l'âge de sa retraite fut venu. Elle repartit alors pour sa Bretagne natale et y vit toujours, maintenant chez des religieuses qui la soignent.

À mon arrivée rue de Milan, j'installai mon piano au premier et me mis immédiatement au travail. La configuration des lieux était telle que j'étais assurée de ne gêner personne en faisant mes vocalises ou en répétant les airs en cours d'étude. À cette époque, j'avais accepté d'assurer la réouverture des récitals de mélodie de l'Opéra, qui avait décidé de les reprendre après les avoir abandonnés pendant une bonne décennie. Le récital me plaît, me convient et m'apporte des plaisirs différents de ceux de la scène. Pour moi, c'est de la musique pure. Le chanteur, quel qu'il soit, y est nu face au compositeur. Son engagement ne peut être que total. Impossible de tricher. Toute erreur, tout manquement est sanctionné. Il n'y a pas exercice plus difficile et position plus risquée que celle de l'artiste en cours de récital. À vrai dire, avec l'enthousiasme de la jeunesse, je pensais que, en raison de ma formation musicale très approfondie, il me serait demandé de m'y frotter dès le début de ma carrière. Erreur. Il me fallut attendre 1971 et que Bernard Lefort, alors directeur de l'Opéra, me demande d'inaugurer la nouvelle série qu'il projetait. L'entreprise était périlleuse : j'allais toute seule devoir occuper l'immense scène du palais Garnier. Je ne songeai pas une seconde à refuser. Pour réussir cette gageure, je m'assurai de la précieuse collaboration de Janine Reiss. Janine Micheau m'avait appris à me présenter en scène, entre autres à soigner mes tenues, à mettre ma silhouette en valeur. Je lui dois beaucoup. Mais Janine Reiss m'a apporté plus encore. À son contact, en écoutant ses remarques et ses conseils, j'ai trouvé un équilibre musical supérieur. Elle m'a aidée à découvrir en moi les couleurs, le style et le bon son. Avec elle, je travaillais en confiance.

Pour ce récital, nous avons effectué beaucoup de recherches, écouté un nombre incalculable de mélodies françaises avant d'arrêter notre choix. Ce fut passionnant. Nous nous sommes décidées pour un programme européen en première partie, faisant d'abord la place au style italien, puis au lied allemand. Le programme s'ouvrait sur *La Farfalletta*, de Vivaldi, au très bel andante, suivie de trois lieder de Schubert dont *Rastlose Liebe*, composé sur un texte de Goethe, du ravissant *Pâtre sur le rocher*, où la voix dialogue avec la clarinette, puis de quatre pièces de Richard Strauss dont *Der Stern* et *Amor*. Après l'entracte, place à Gabriel Fauré, avec quatre morceaux dont le somptueux *Clair de lune*, composé sur un texte de Verlaine. Venaient ensuite deux poèmes de Ronsard mis en musique par Albert Roussel, suivis de quatre des six mélodies du cycle les *Fiançailles pour rire*, de Francis Poulenc, sur des poèmes de

Louise de Vilmorin. La soirée se terminait par quatre chansons de jeunesse de Claude Debussy sur des textes de Verlaine et de Théodore de Banville. En ce 5 novembre, Janine Reiss m'accompagnait au piano, Jean-Pierre Eustache à la flûte, et Maurice Gabai à la clarinette.

Janine Reiss portait une longue robe blanche très décolletée et Pierre Balmain avait créé pour moi une robe mordorée qui soulignait ma silhouette et s'harmonisait avec ma chevelure rousse. Dans sa collection, elle figurait en vert. Quand il me vit, il décréta : « Pour vous, je la ferai réaliser dans les bruns », ce qu'il fit en y ajoutant un manteau assorti. Je me montrais plus exigeante pour mes tenues de scène que pour mes toilettes de ville. Sur scène, je souhaitais attirer les regards. Dans la rue, je préférais être Mme Tout-le-monde et passer inaperçue. Loris Azzaro devint très vite mon couturier attitré. Je lui exposais mes désirs. Il en tenait compte, mais son génie créatif n'en faisait qu'à sa tête. Je dois le reconnaître, le résultat me comblait d'aise.

De notre récital, nous n'obtînmes que des éloges. La critique reconnut que pour chaque œuvre l'écriture musicale avait été respectée. C'est le plus grand compliment qu'on puisse faire à un interprète. Nous avions tant travaillé avec Janine Reiss, nous interrogeant sur la distribution des valeurs musicales et les modulations voulues par les différents compositeurs ! Mais la voix est un instrument humain et, pour aussi préparée qu'elle soit, jusqu'au bout on n'est sûr de rien.

Cette nouvelle formule de récitals à l'Opéra de Paris avait plu. Elle avait rencontré son public qui en redemandait. Par la suite, tour à tour, Elisabeth Schwarzkopf, Boris Christoff, Christa Ludwig et Montserrat Caballé y apportèrent leur talent.

J'avais choisi de ne pas limiter mon répertoire à la virtuosité belcantiste et à l'opéra en me lançant dans le répertoire contemporain. Cette décision que j'ai prise dans la douleur m'a permis de vivre pleinement ma vie d'artiste.

Au départ, ma formation ne me portait pas à m'intéresser à la musique moderne. Mais durant l'été 1965, Pierre Médecin, directeur de l'Opéra de Nice, m'a proposé d'assurer la création en France d'*Élégie pour de jeunes amants*, de Hans Werner Henze. L'œuvre de ce compositeur allemand installé en Italie est placée sous le signe de l'atonalité et de la musique sérielle. Ce système d'écriture remet en cause en profondeur la composition traditionnelle et la théorie qui induit la quasi-totalité des musiques occidentales. Il rejette la hiérarchie tonale, qui est le fondement de la grammaire musicale sur laquelle repose la musique classique. Il fonde son principe sur une succession de sons appelés « séries ».

Je me mis à l'étude, mais après trois semaines de travail je n'arrivais toujours pas à maîtriser l'ouvrage. D'un côté, j'apprenais le rythme, et de l'autre, les mots, mais impossible d'assembler les deux. Je ne comprenais pas ce qui se passait, car j'avais été capable d'apprendre *Lucia* en italien en trois jours. J'étais prête à renoncer. La mort dans l'âme, Pierre Médecin envisageait déjà une autre distribution et m'en a fait part, ce qui m'a piquée au vif. « Si je décrète que je n'aime pas cette musique, qu'elle m'est étrangère, je vais me scléroser, me marginaliser, me montrer incapable de transmettre les créations de mon époque aux générations futures », ai-je pensé. Et, je l'avoue, poussée par la peur, par le refus de m'avouer incapable, je me suis remise au travail. Mon personnage était complexe. J'incarnais une femme âgée et alcoolique qui buvait et fumait du matin au soir. La direction musicale avait été confiée à Jean Périsson, et la mise en scène à Pierre Médecin lui-même, très grand metteur en scène du lyrique, qui avait en particulier prévu des scènes filmées. Nous avons accompli un travail un peu spécial, mais fort intéressant. Lors de la générale, l'angoisse a desserré son étau, la jonction des mots et de la musique s'est effectuée comme par enchantement, les différents éléments ont trouvé leur place, la musique moderne m'est devenue accessible.

Depuis, elle m'a procuré de grandes joies. L'une des toutes premières fut de créer le *Quatuor à cordes* II de Betsy Jolas. Cette compositrice, saluée comme une grande de part et d'autre de l'Atlantique, pour laquelle j'éprouve un grand respect, m'adressa par la poste sa partition. L'altiste Serge Collot, qui m'avait entendue chanter dans *Lucia*, lui avait signalé ma voix. « Elle conviendra à cette musique où le chant sans parole vient naturellement prendre la place du premier violon », lui avait-il dit.

J'étais très tentée, mais la tessiture, qui atteignait le *si* bémol, était trop grave pour moi.

– Je n'y arriverai pas, dis-je à Betsy Jolas, qui s'ouvrit de ma remarque au compositeur et chef d'orchestre Pierre Boulez.

– Montez, montez, montez ! lui enjoignit-il à la manière de Mozart.

Elle accepta de remettre l'ouvrage sur le métier et de l'élever jusqu'au *fa* de l'air de la Reine de la nuit. Elle ajouta des notes à certaines cadences, remodela ce qui devait l'être pour que je puisse chanter sa partition. Elle m'expliqua la genèse de cette œuvre qu'elle avait commencé à écrire en 1964. Au départ elle avait envisagé un trio à cordes. Mais, au fur et à mesure qu'elle avançait, une petite voix s'était fait entendre puis s'était imposée. Elle aurait pu habiller son œuvre d'un texte, elle avait préféré la garder nue comme l'instrument originel qu'elle était. Et le quatuor était né.

Pour sa création le 23 mars 1966 à l'Odéon, dans le cadre des concerts du Domaine musical fondé par Pierre Boulez, nous avons répété plus de trente fois. En fonction de nos temps libres, et il n'était pas toujours facile de les faire coïncider, nous nous réunissions de 17 à 20 heures, hors de la présence de la compositrice, ce qui n'est pas habituel. Le travail était ardu, minutieux, compliqué. Nous en sortions fourbus, mais décidés à mener à bien notre entreprise. Nous n'avons convié Betsy Jolas à nous entendre que lorsque nous nous sommes estimés présentables. J'avais décidé de chanter assise à la place du premier violon. J'avais opté pour un tailleur pantalon noir qui me mettait en valeur sans me dissocier du groupe. Gérard Jarry était au violon, Serge Collot à l'alto, et Michel Tournus au violoncelle. Ce trio à cordes associé à ma partie vocale où syllabes, voyelles ou consonnes, isolées, délibérément réduites à leur valeur sonore, se détachent ou se fondent, fut très bien accueilli. Pour en rendre la complexité, j'avais dû tirer le meilleur parti de la virtuosité dont ma voix était capable.

Par la suite, nous l'avons enregistré. Cela nous a pris huit heures dans la salle Wagram. C'était une salle de boxe où se déroulaient de grands combats et dont l'acoustique était excellente. Combien de fois avons-nous repris le morceau ? Je ne sais plus. Nous étions sur le point d'arrêter quand, au bout de sept heures trente, j'ai senti que ma voix était bien chauffée et certainement souple comme il convenait.

– Encore une fois, ai-je demandé.

C'est cette prise que nous avons gardée et qui a fait son bonhomme de chemin dans le monde.

L'année suivante, Charles Chaynes, originaire de Toulouse comme moi, violoniste, chef d'orchestre et compositeur, actuellement membre de l'Académie des beaux-arts, m'apporta quatre poèmes de Sappho, la poétesse de l'Antiquité grecque préclassique, qu'il avait remodelés à partir de vers reconstitués, de façon à organiser une suite en quatre volets. L'ensemble était écrit pour colorature et trio à cordes, ce qui dans son esprit équivalait à un véritable quatuor. Le dernier des poèmes débutait par un épisode où le chant se mélange aux cordes par le biais de syllabes qui ne veulent rien dire. Il me dit les avoir écrits spécialement pour moi, car ma voix se prêtait à cette sorte de traitement. Je le revois encore me dévoilant son « brouillon que je pense honnêtement inchantable ». Je lus attentivement. Il avait multiplié les complexités vocales dans les suraigus. Leur exécution n'était pas sans danger.

– C'est très difficile, lui dis-je, mais cela m'intéresse beaucoup. Je veux prouver qu'on peut le chanter.

Avec Le Trio à cordes français que formaient depuis 1959 mes amis Gérard Jarry, Serge Collot et Michel Tournus, et avec l'orchestre de chambre de Toulouse sous la direction de Louis Auriacombe, le 24 novembre 1968 au Capitole, nous avons créé les *Quatre Poèmes de Sappho*. Le public toulousain leur a réservé un accueil enthousiaste qui me fit chaud au cœur.

L'année suivante, le 7 décembre, lors d'un concert du Domaine musical au Théâtre de la Ville à Paris, je créai sous la direction de Patrice Mestral *Unité*, air très difficile et très fatigant pour la voix, pièce pour soprano et neuf instruments. Patrice Mestral, chef d'orchestre et compositeur pluriel s'était engagé dès le début des années soixante avec vigueur et enthousiasme dans l'avant-garde sérielle, dont les pères étaient Pierre Boulez, Luciano Bério et Karlheintz Stockhausen.

Pierre Boulez me demanda à plusieurs reprises de chanter *L'Échelle de Jacob*, oratorio pour solistes, chœurs et orchestre de Schoenberg, notamment à Londres en 1977. C'est une œuvre pensée avec pureté qu'il convient de ne pas trahir. C'est une prière ouverte lancée à la face de l'univers. Arnold Schoenberg y a mis sa nostalgie du retour à l'âge d'or de sa jeunesse, à un monde tonal à jamais perdu, à des certitudes qui le rendaient lumineux. Il y rêve d'une échelle inaccessible, pont entre des mondes réconciliés, symbole de l'intégration de sa pensée dans la continuité de la musique. Techniquement, il y a accumulé des modulations qui se suivent avec une rapidité croissante, démultiplié les appoggiatures, ces notes étrangères non préparées, ordinairement placées sur les temps forts, les notes de passage, les échappées, les broderies qui aident l'oreille à supporter les dissonances de plus en plus audacieuses. Cette accumulation de difficultés demandait quelques prouesses vocales auxquelles je me pliai, mais je m'attachai en plus à l'interprétation théâtrale afin de servir au mieux le compositeur et sa musique.

Je chantai aussi deux fois le *Syllabaire pour Phèdre*, composé en 1968 par Maurice Ohana sur un texte de Raphaël Cluzel. C'est un opéra de chambre avec une orchestration concentrée autour de quelques instruments aux couleurs et aux timbres particuliers et un effectif vocal ramassé autour de quelques solistes et d'un chœur à douze voix. Conçu d'abord pour être une pièce radiophonique, puis adapté à la scène, le *Syllabaire* suggère plus qu'il ne raconte le drame qui se déroule inexorablement. Le destin des personnages, filé par les Parques invisibles, s'accomplit selon un rituel immuable. Ce temps déjà tracé pour chacun de nous, celui du chemin que chacun doit parcourir est évoqué en trente-cinq minutes denses qui distillent un charme auquel personne n'échappe. Nous l'avons enregistré à la Maison de la radio avec les solistes, les chœurs et l'ensemble Ars Nova de l'ORTF, sous la direction de Marius Constant. Jacqueline Danjou était Phèdre ; Jean Marais, Thésée ; Claude Boucher, Hippolyte.

La musique contemporaine n'occupait pas tout mon temps, loin de là. Après avoir une nouvelle fois donné le *Syllabaire pour Phèdre* à la fin de 1977, j'apparaissais sous un autre jour le 10 février suivant au théâtre Montansier de Versailles, dans un récital de mélodies avec des œuvres de Mouret, Schubert, Brahms, Reynaldo Hahn, Beydts et Debussy. Dans les mois qui avaient précédé, j'avais chanté *L'Enfant et les Sortilèges* à Madrid et donné à l'Opéra de Nice une interprétation, qualifiée de « piquante » par la critique, d'Oscar dans *Un bal masqué*, de Verdi, auprès de Montserrat Caballé et du ténor José Carreras, un rôle que je n'avais pas chanté depuis les années cinquante à l'Opéra de Paris. J'avais pour projets immédiats une série de concerts de musique espagnole avec l'orchestre du Capitole de Toulouse et la prise de rôle de Norina dans *Don Pasquale*, de Donizetti, en italien, fin avril, à Marseille. Alexandre, le coiffeur des têtes couronnées, était spécialement descendu de Paris pour coiffer les artistes. Nous nous produisions dans une mise en scène de Vincent Roux, qui avait imaginé pour nous des costumes fabuleux aux couleurs vives et entièrement perlés. Je devais reprendre le rôle en Avignon. J'ai répété jusqu'à la générale, mais n'ai chanté aucune des représentations prévues au côté de Paolo Montarsolo.

J'avais affronté les plus grandes scènes du monde et donné la réplique aux stars lyriques du moment, dans des villes aussi différentes que New York, Buenos Aires, Los Angeles et Moscou, où les publics sont impitoyables. Je me produisais à Paris, mais plus à l'Opéra. Rolf Liebermann, nommé administrateur en 1973, avait congédié la troupe permanente, préférant ouvrir la scène nationale à de nouveaux chanteurs, essentiellement étrangers, engagés sur contrats temporaires. Que l'Opéra de Paris m'ignore alors que je donnais cinq à huit concerts par mois, que j'étais française et réclamée un peu partout dans le monde me chagrina beaucoup. Je me heurtais à une incompréhension. Je connaissais à peine Rolf Liebermann. Peut-être me reprochait-il de refuser d'étendre mon répertoire au-delà de mes possibilités vocales. J'ai toujours cherché à éviter les ennuis qu'a connus Natalie Dessay et que je déplore pour elle. En 2002, alors qu'elle enregistrait avec Michel Plasson, un premier polype des cordes vocales s'est déclaré, qu'il a fallu opérer, puis un kyste en 2004. Il faut toujours être très prudent dans le choix du répertoire.

C'était trop me demander. J'ai toujours chanté pour respecter des œuvres et des compositeurs, non pour tirer sur mes cordes vocales. Il est vrai que j'aurais aimé chanter Wagner, pour lequel j'éprouve une passion profonde. C'est un de mes grands regrets de ne pas l'avoir interprété, mais je fais partie des gens sages qui admettent leurs limites. Cependant, un peu plus tard, Rolf Liebermann m'appela pour chanter *Les Contes d'Hoffmann*, dans une mise en scène de Patrice Chéreau, avec Nicolaï Gedda, que j'ai repris ensuite à Dallas avec Alfredo Krauss. Pour correctes qu'elles aient été, mes

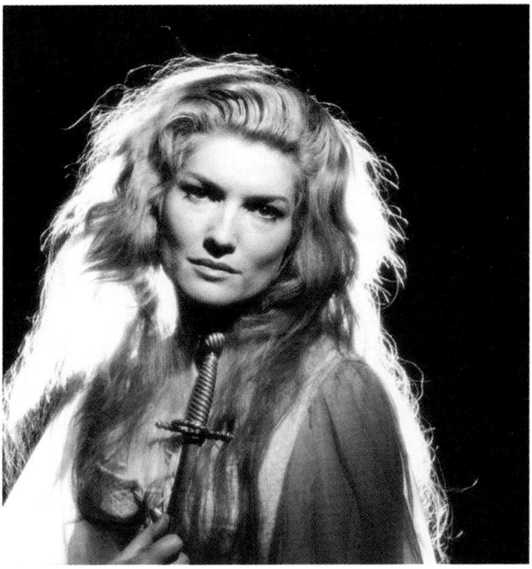

Le 16 juillet 1960, à l'Opéra Garnier, j'interprète Lucia di Lammermoor. Je suis l'héroïne d'une histoire d'amour et de folie, opéra en trois actes de Gaetano Donizetti.

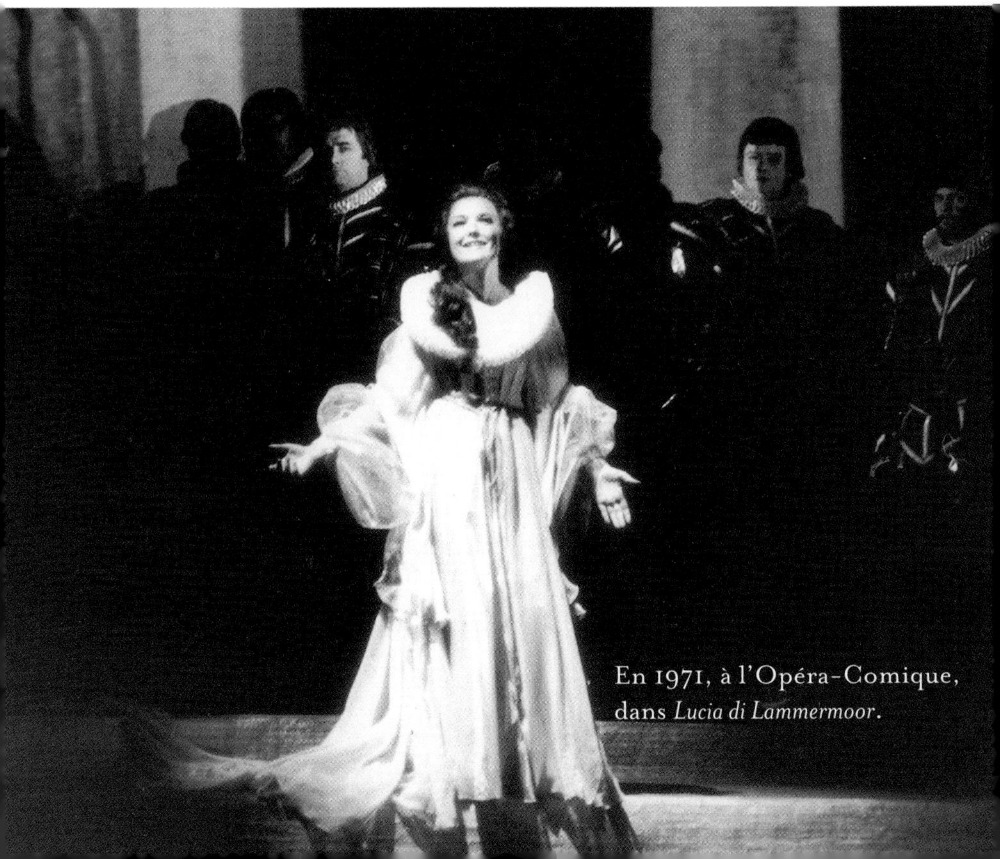

En 1971, à l'Opéra-Comique, dans *Lucia di Lammermoor*.

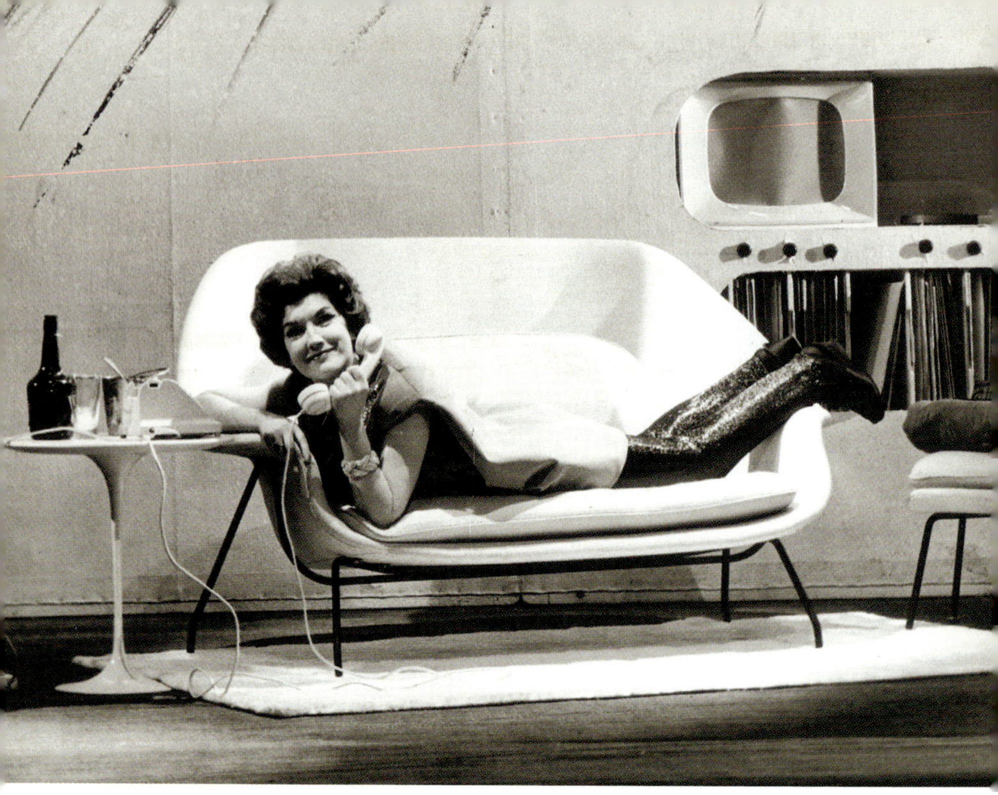

Le 22 octobre 1963 à l'Opéra-Comique, création française du *Dernier Sauvage*, de Menotti. Je suis une Occidentale richissime, à la recherche d'un « sauvage » à qui je veux apprendre les bonnes manières.

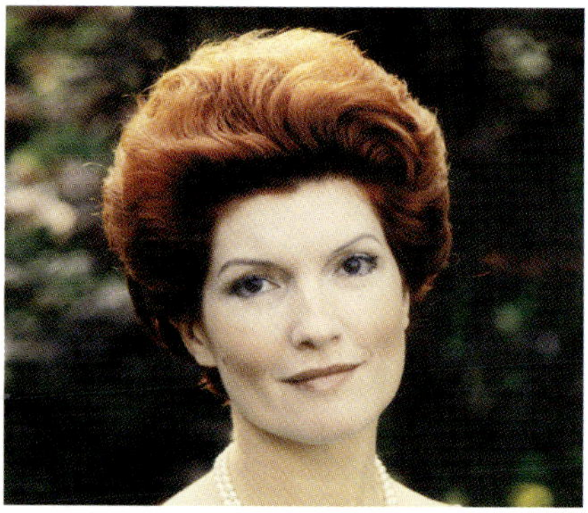

Portrait de la pochette du disque sur lequel sont enregistrés des airs d'opéra français, *Roméo et Juliette, Hamlet, Mignon, Lakmé, Manon, Les Pêcheurs de perles, Les Contes d'Hoffmann.*

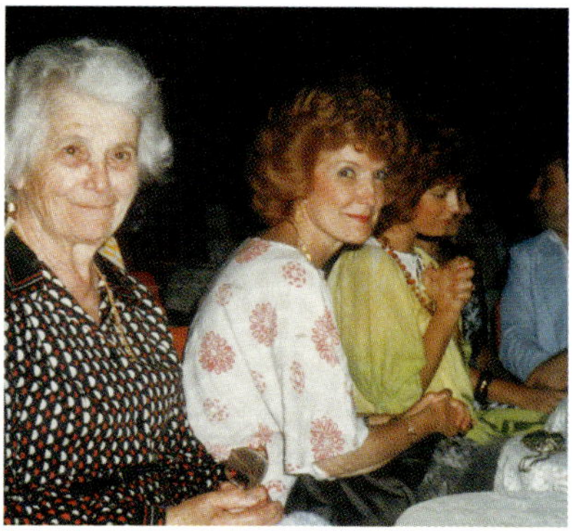

Au cours de l'été 1987, à Capvern-les-Bains, dans les Hautes-Pyrénées où nous sommes en cure, moment de détente entre femmes. Trois générations assises à la même table : Maman, moi et Cathou.

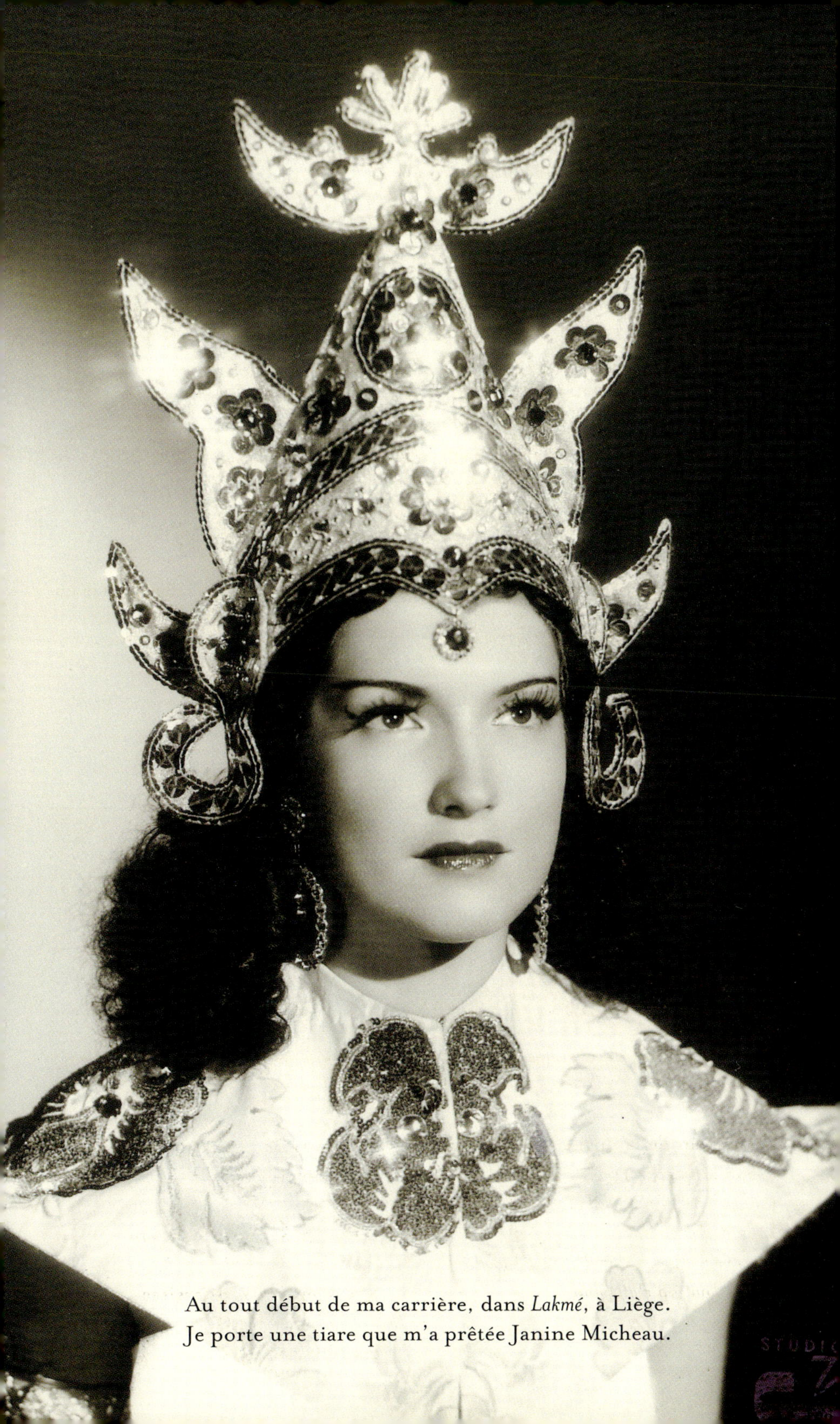

Au tout début de ma carrière, dans *Lakmé*, à Liège.
Je porte une tiare que m'a prêtée Janine Micheau.

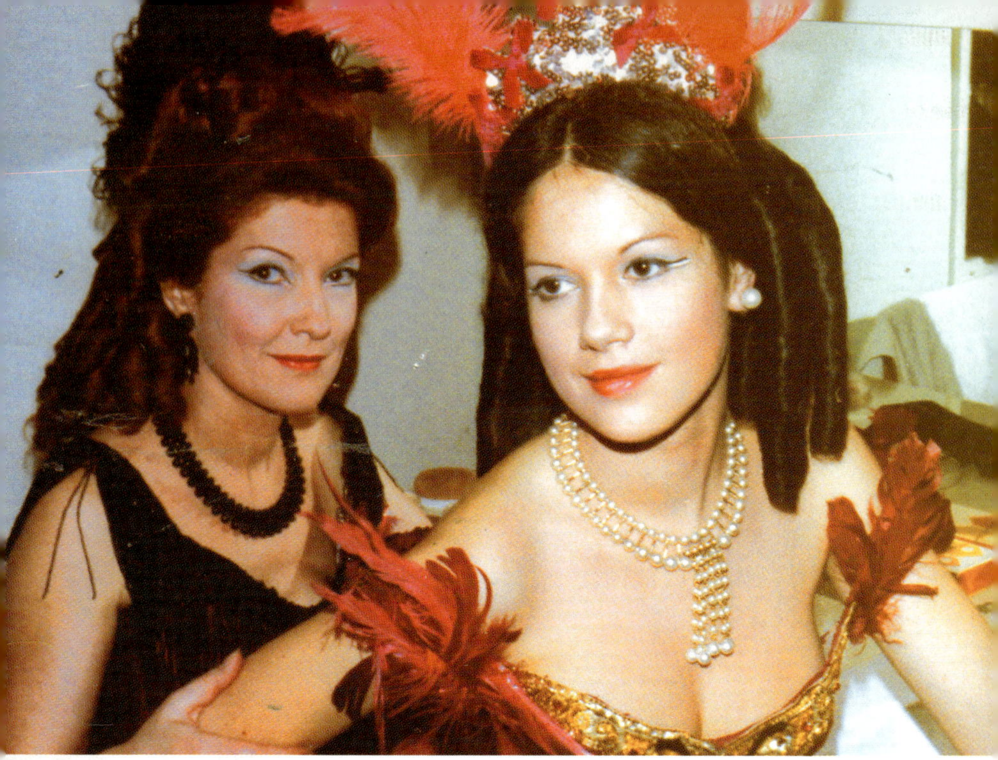

Dans ma loge à Nantes, en janvier 1973 : Cathou, qui va sur ses quinze ans, fait de la figuration dans *La Chauve-souris*, opéra de Johann Strauss fils. Je lace le corsage de ma fille et lui montre comment se préparer pour entrer en scène.

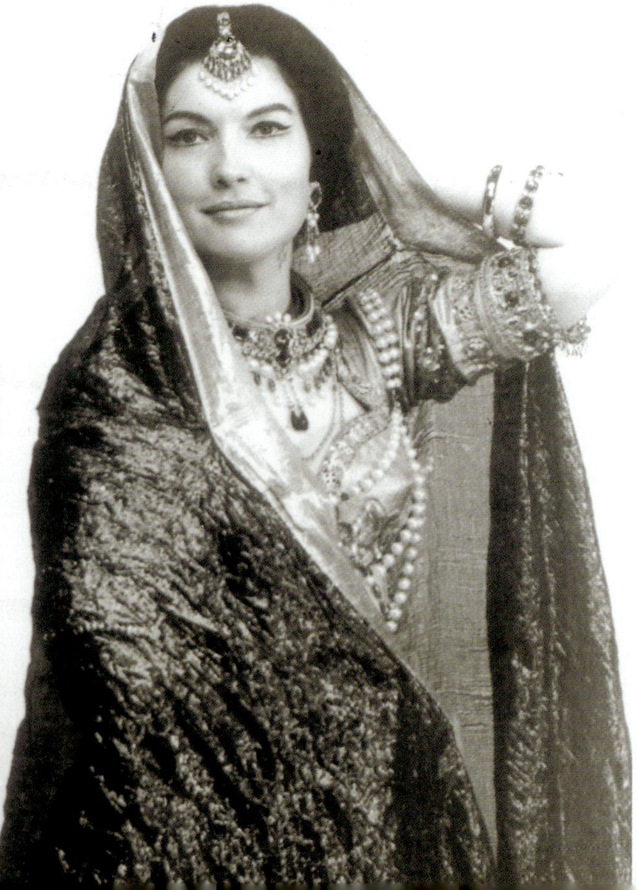

Je suis prête pour le premier acte de *Lakmé*. J'ai revêtu ma tenue de prière.

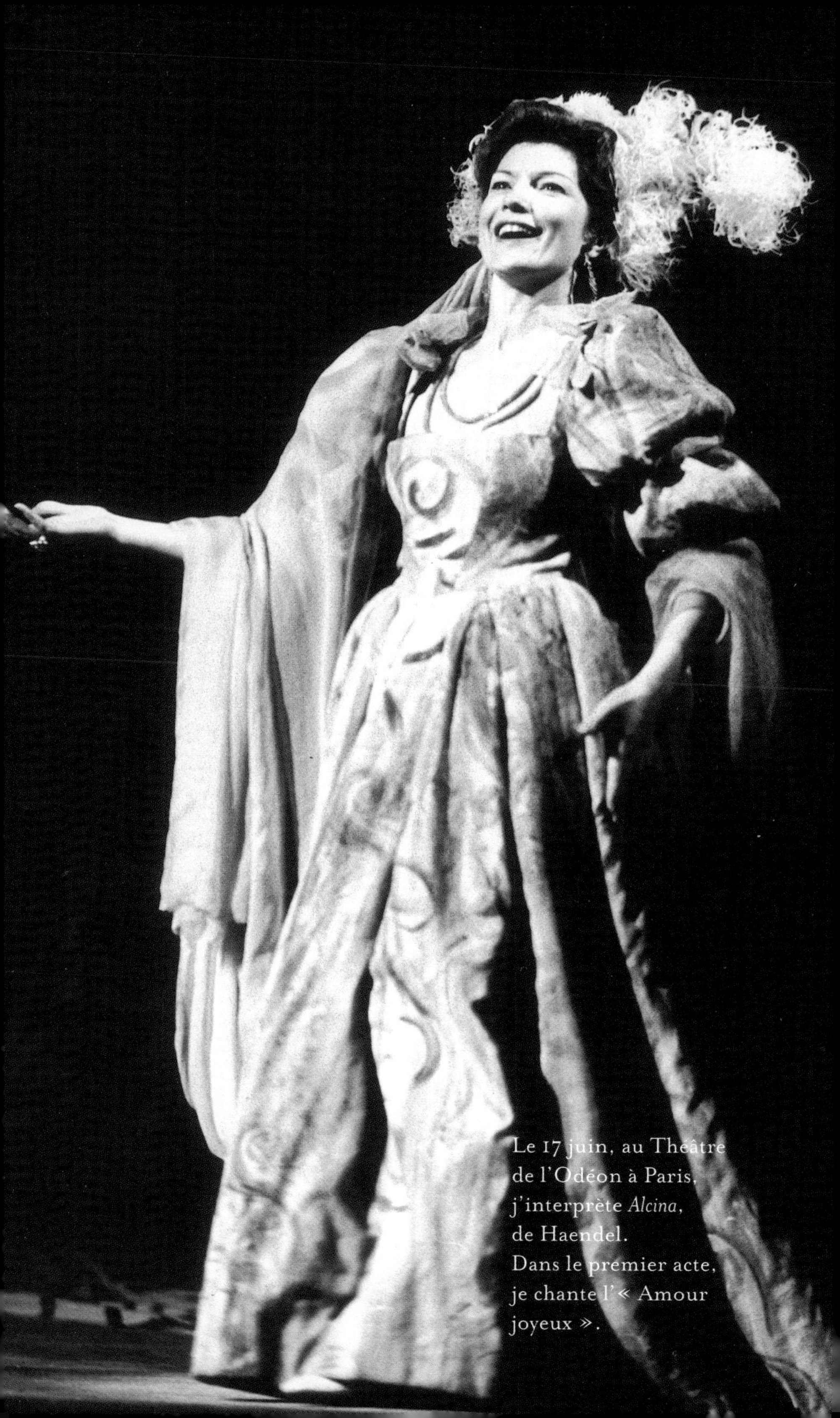

Le 17 juin, au Théâtre de l'Odéon à Paris, j'interprète *Alcina*, de Haendel. Dans le premier acte, je chante l'« Amour joyeux ».

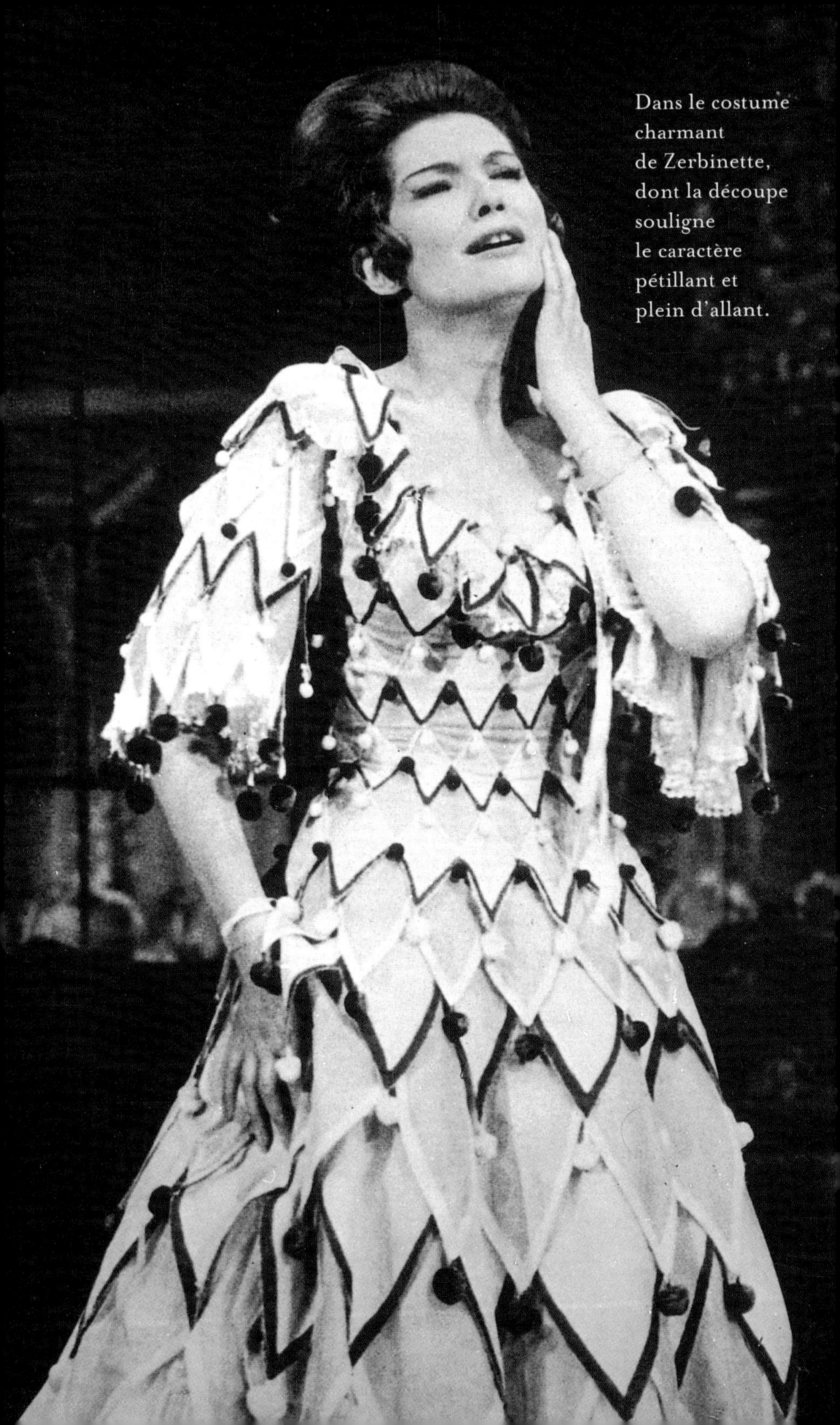

Dans le costume charmant de Zerbinette, dont la découpe souligne le caractère pétillant et plein d'allant.

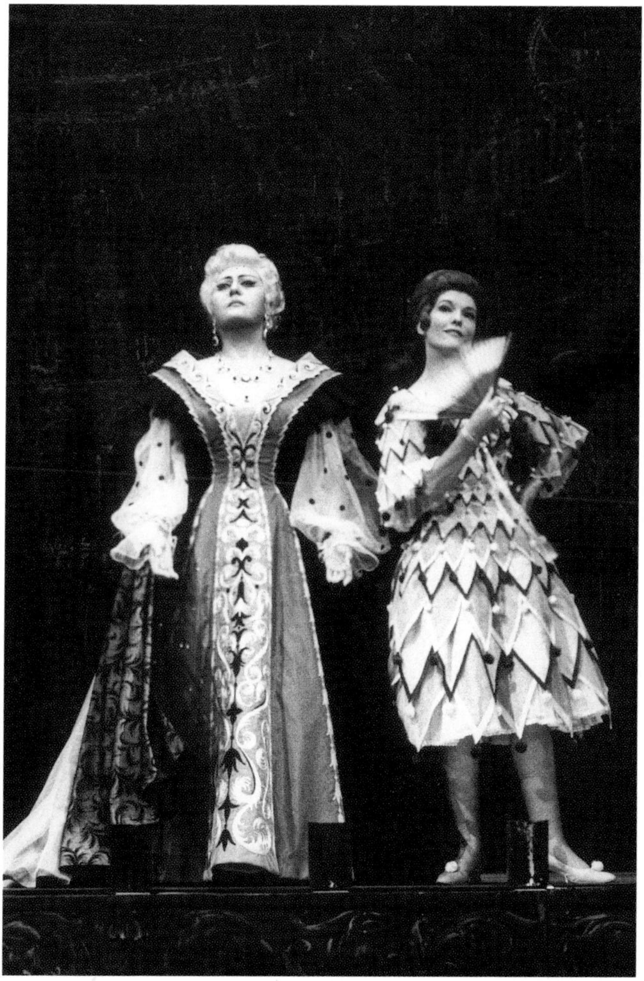

Le 18 juillet 1966, au Festival d'Aix-en-Provence,
dans *Ariane à Naxos*, à côté de Régine Crespin
qui interprète Ariane. Je suis Zerbinette, la conseillère
prompte à réagir et à improviser.

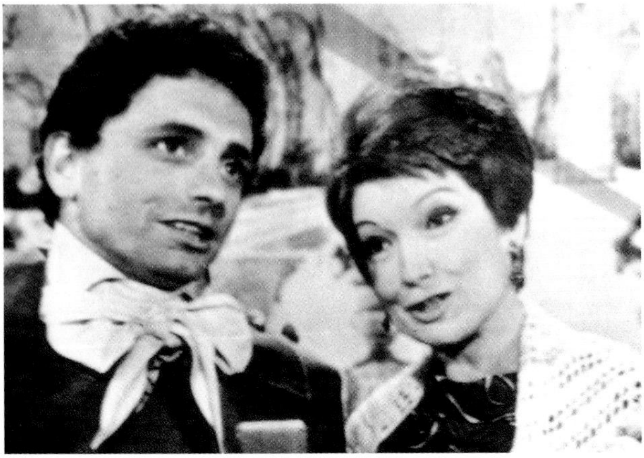

À la fin des années 1970, aux côtés de Jacques Martin dans son émission télévisée du dimanche.

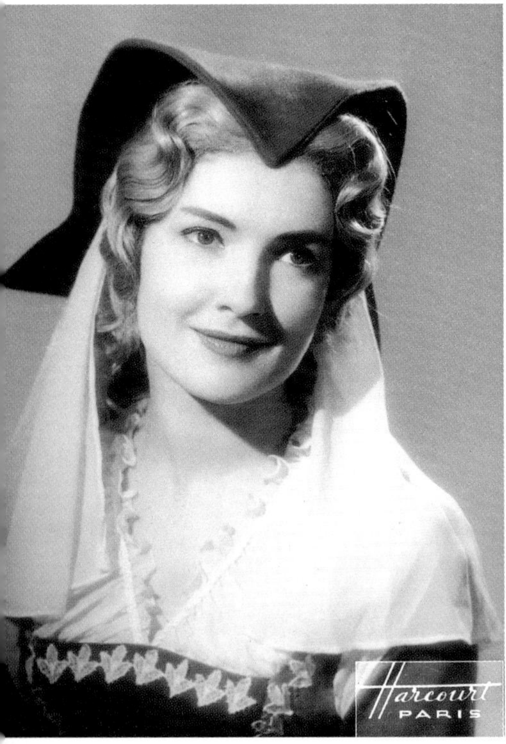

Le 19 février 1971, sur la scène de l'Opéra-Comique, je suis Gilda, la fille de Rigoletto, séduite par le duc de Mantoue.

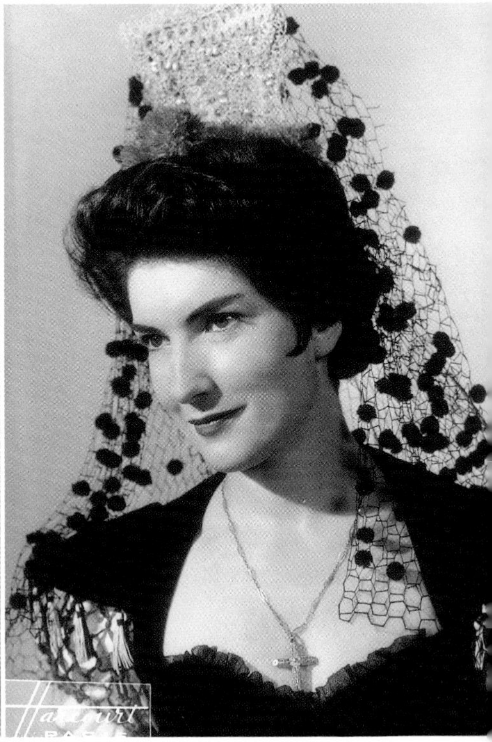

Le 22 septembre 1971, dans la reprise du *Barbier de Séville*, à l'Opéra-Comique.

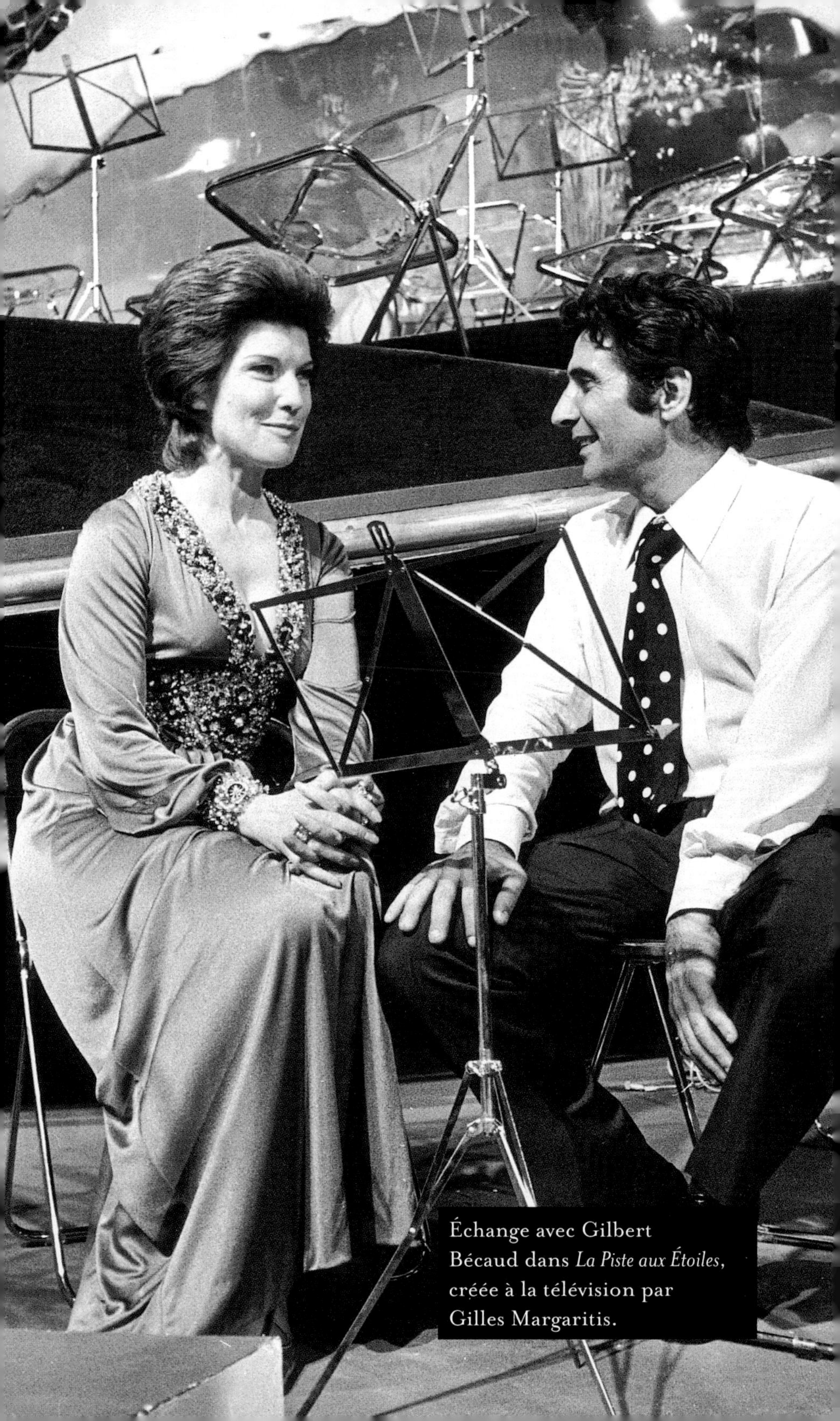

Échange avec Gilbert Bécaud dans *La Piste aux Étoiles*, créée à la télévision par Gilles Margaritis.

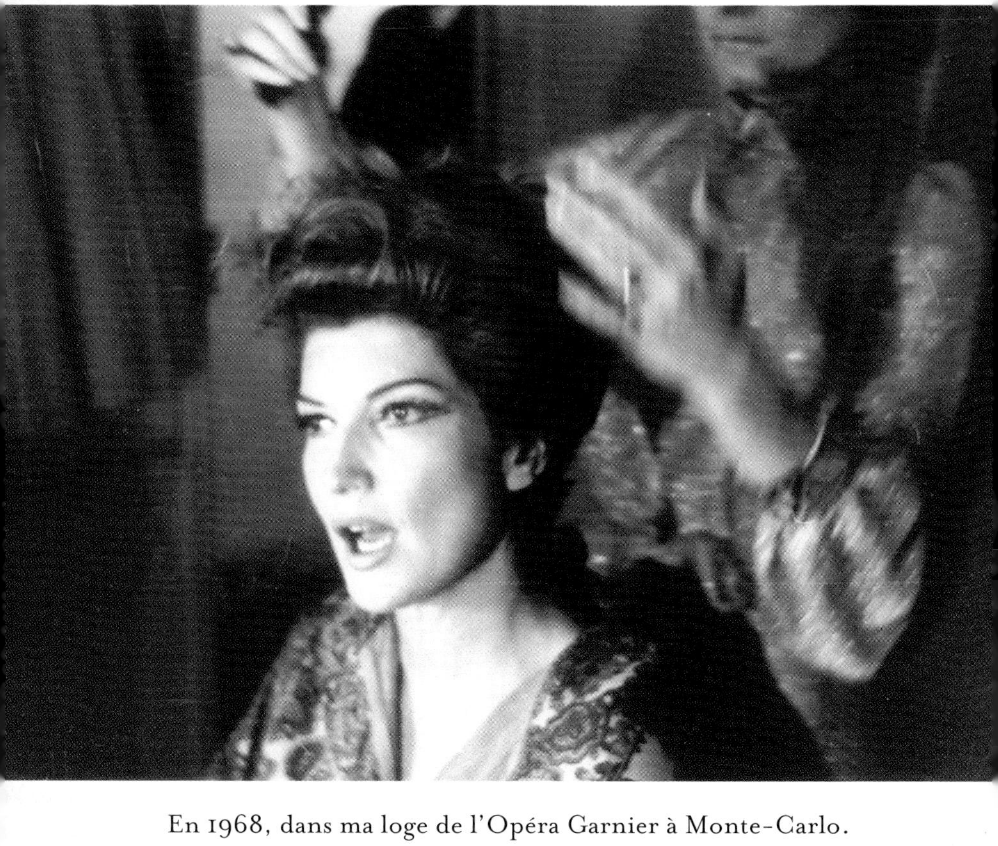

En 1968, dans ma loge de l'Opéra Garnier à Monte-Carlo.
Je vais chanter *Le Barbier de Séville*. Ma sœur m'aide à me coiffer.

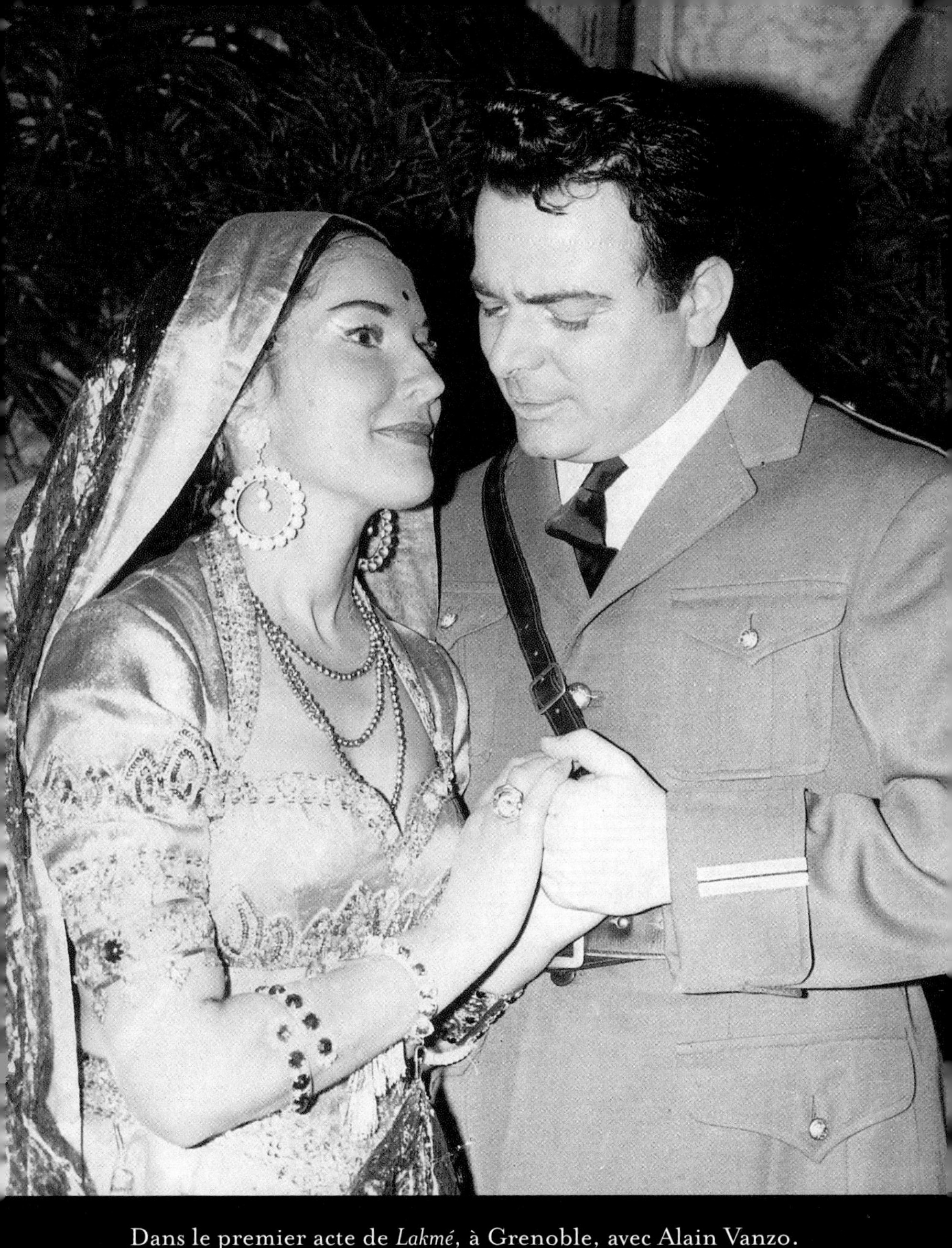

Dans le premier acte de *Lakmé*, à Grenoble, avec Alain Vanzo.
Il fut mon partenaire préféré, celui avec lequel je m'entendais le mieux

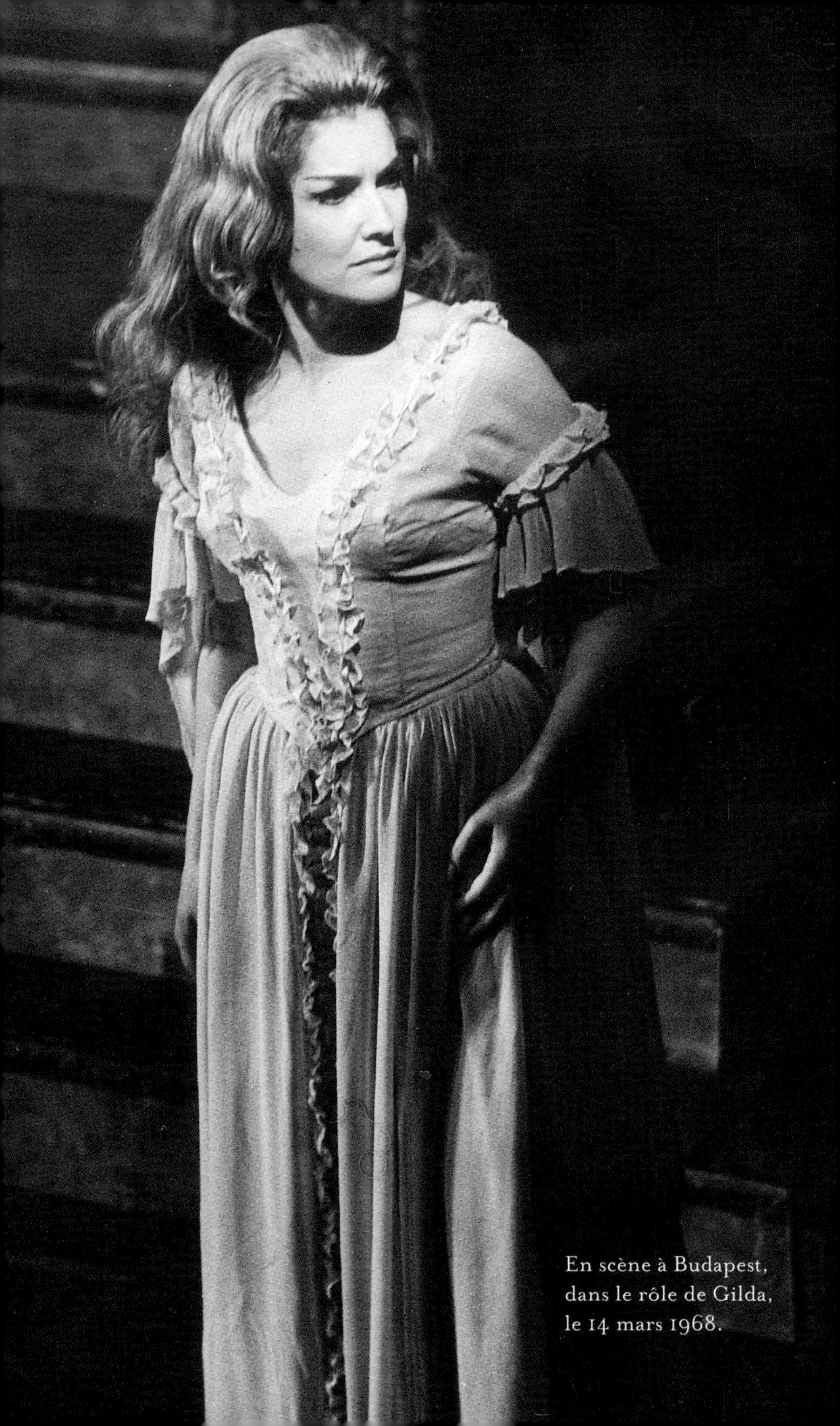

En scène à Budapest,
dans le rôle de Gilda,
le 14 mars 1968.

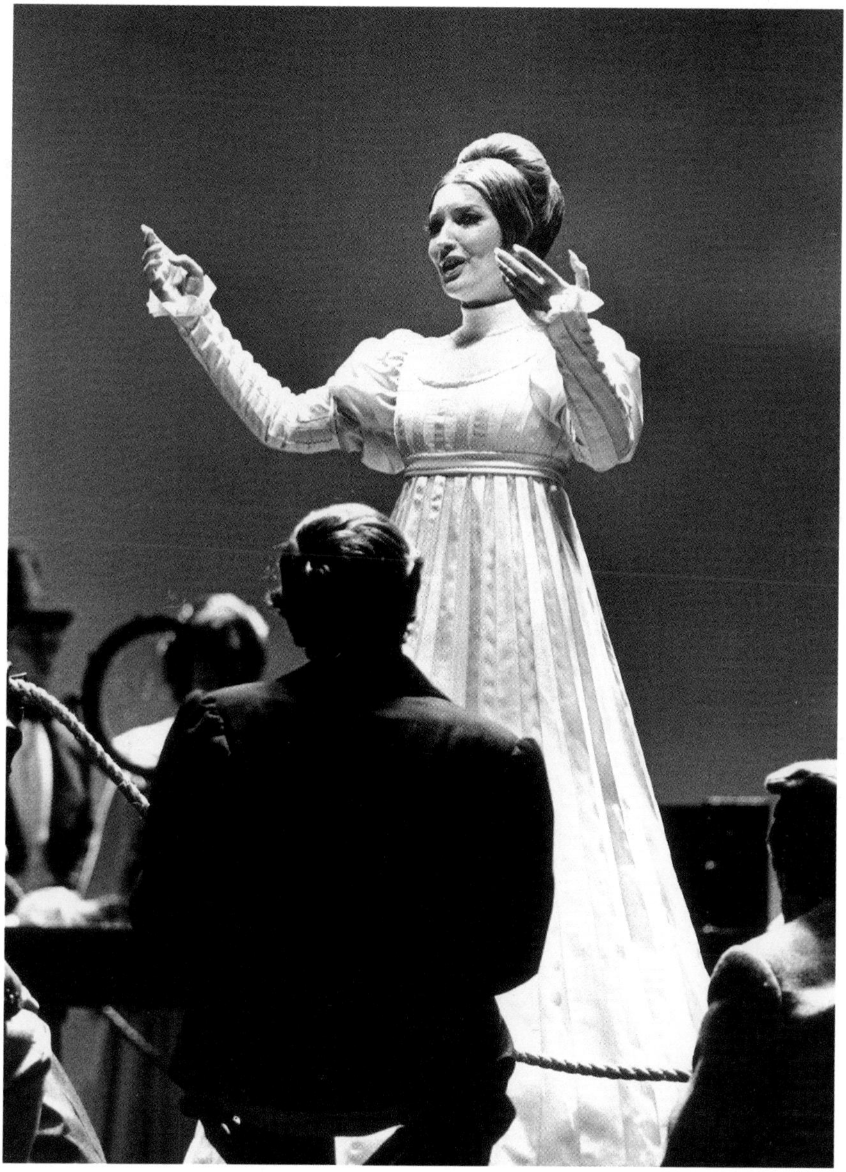

Le 2 décembre 1975, dans les *Contes d'Hoffmann*, à l'Opéra de Paris, mis en scène par Patrice Chéreau.

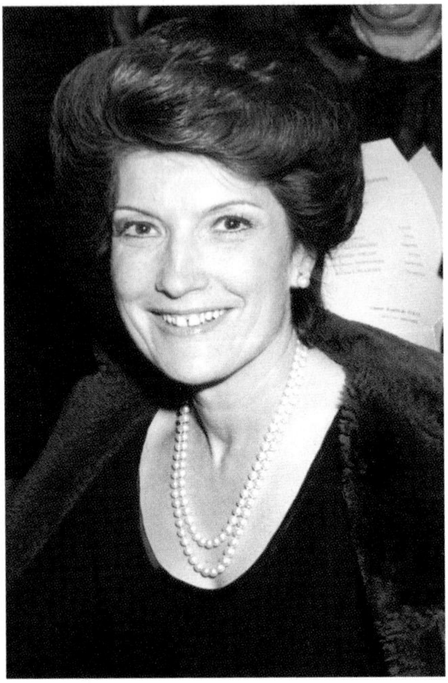

Moi, telle que tous les jours, dans les années 1980.

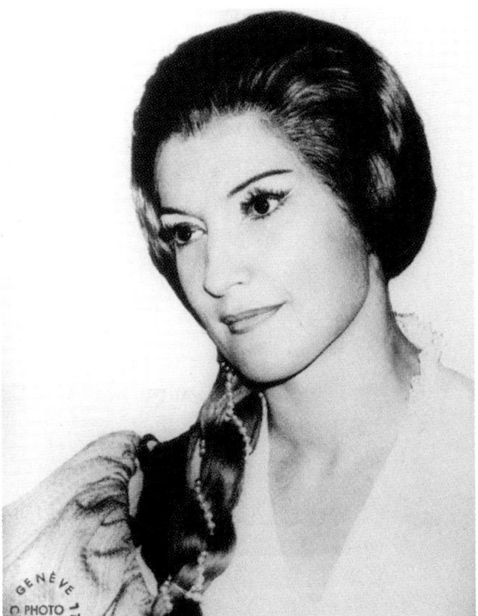

Je suis Gilda, dans *Rigoletto*, à Genève en 1967.

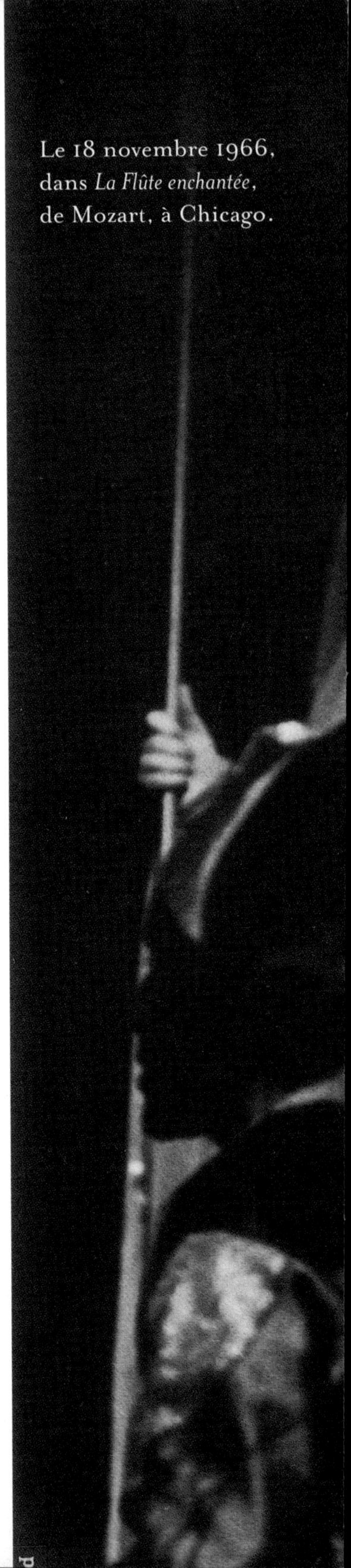

Le 18 novembre 1966, dans *La Flûte enchantée*, de Mozart, à Chicago.

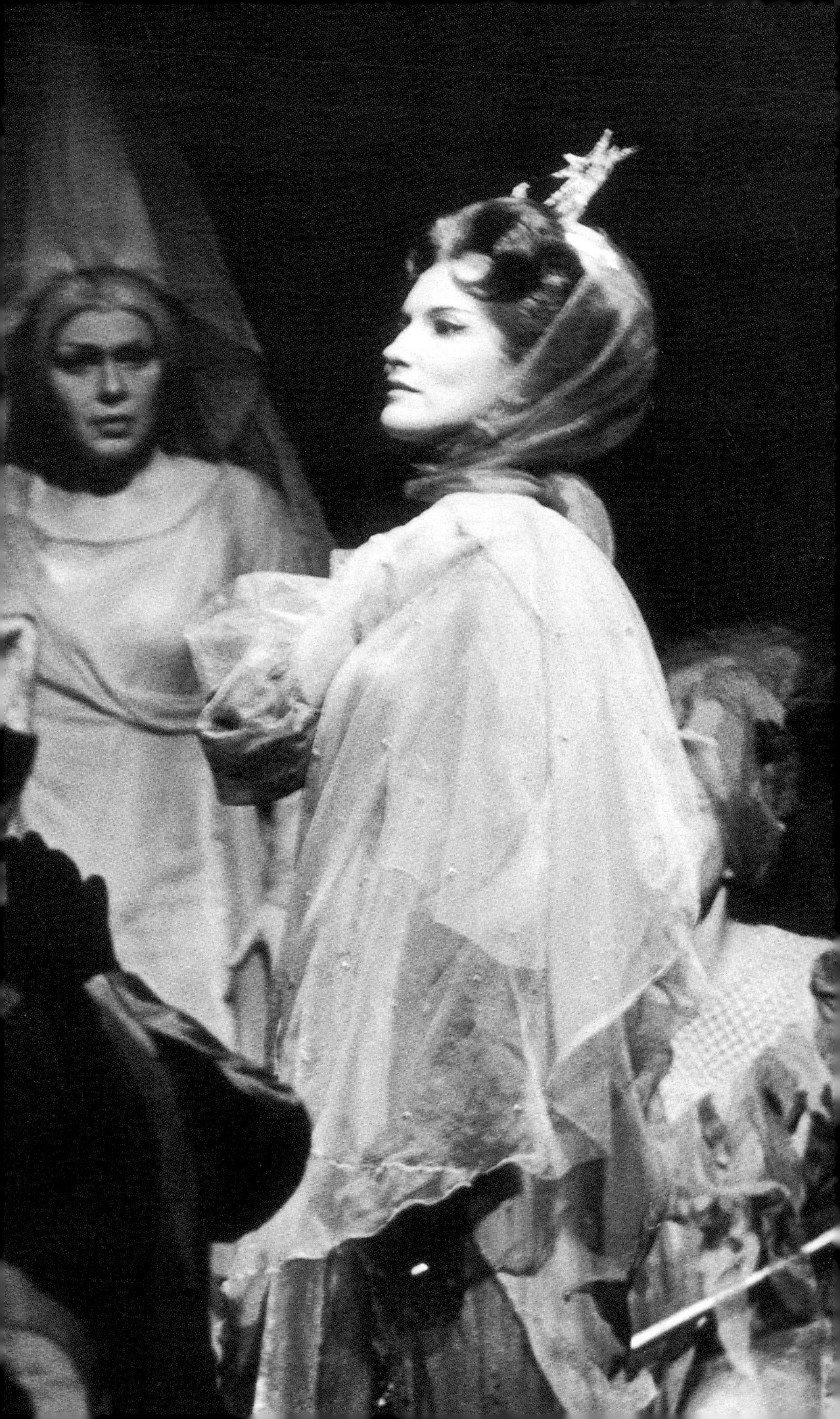

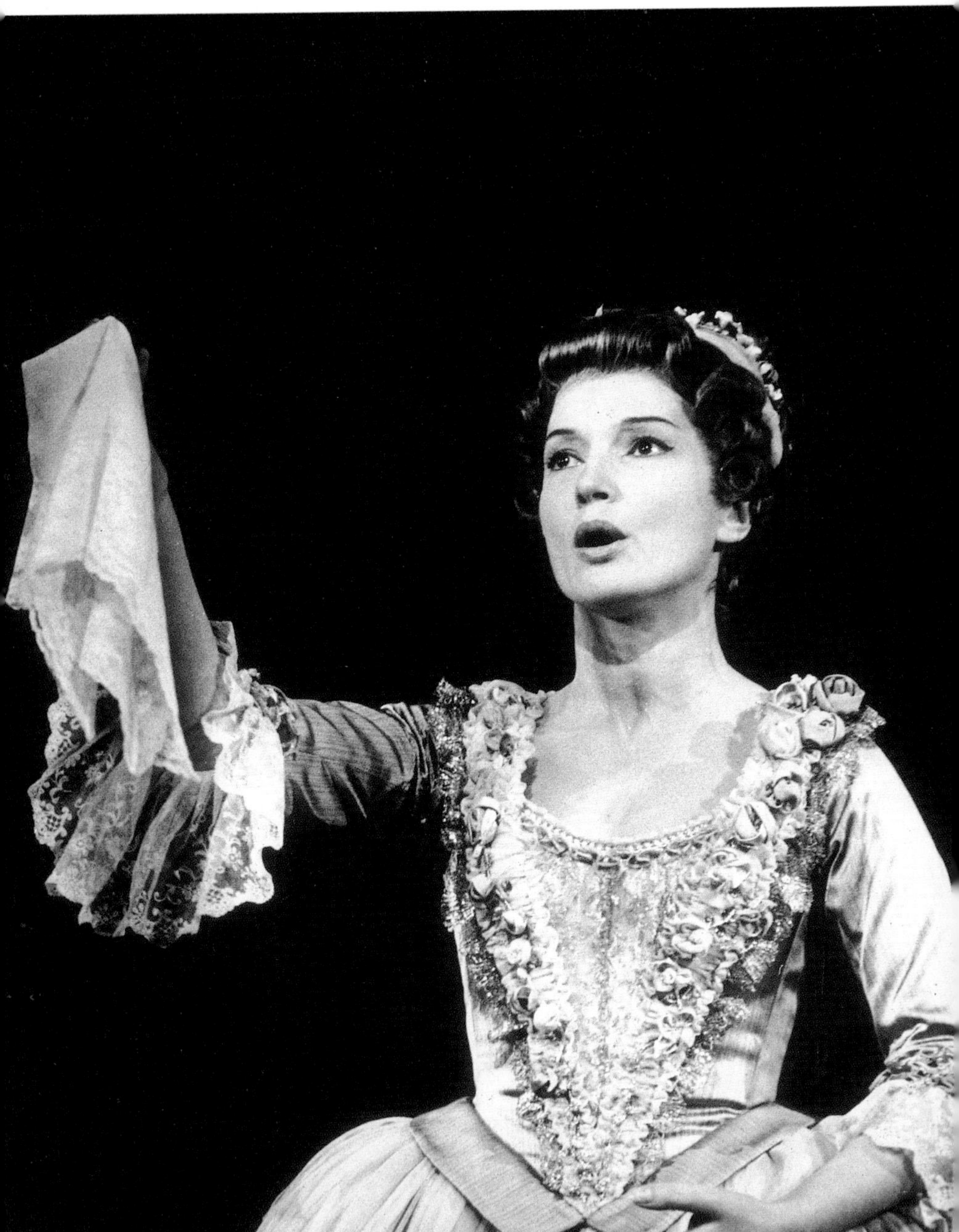

En novembre 1965, je suis Olympia, des *Contes d'Hoffmann*, à l'Opéra-Comique.

prestations ne m'apportèrent pas le bonheur que j'avais connu à interpréter ces rôles autrefois.

Je participais aussi avec une certaine régularité aux Rencontres du Palais-Royal, qu'avait lancées à partir de 1973 le directeur de ce théâtre, Jean-Michel Rouzière. C'était un amoureux du théâtre à l'enthousiasme continuellement renouvelé, débordant d'énergie et de dynamisme, un perfectionniste tenace. Ces rencontres étaient des spectacles éphémères où se mêlaient autour d'un thème la musique, la danse, le chant, la poésie, l'humour et l'émotion. Je rencontrai là Françoise Dorin, Pierre Dux, Ève Ruggiéri, Jean-Pierre Cassel et bien d'autres. Une rencontre fut consacrée au « temps de l'opérette ». J'y contribuai avec Mathé Altéry et Philippe Clay.

Mais je fais dans ma mémoire une place particulière à celle qui se déroula en avril 1988. Elle m'était entièrement dédiée. J'y apparaissais en tant que cantatrice, interprète de jazz et comédienne. Jean-Luc Moreau, qui en assurait la mise en scène, l'avait baptisée « Mesplé… comme musique », non sans raison, tant était large le spectre musical abordé. Toute la deuxième partie était consacrée à l'opérette avec les airs et les duos de *Véronique*, d'André Messager, *Ciboulette*, de Reynaldo Hahn, *La Veuve joyeuse* – que j'avais incarnée lors d'une rencontre précédente avec le baryton Malcolm Walker. Au préalable, dans la première partie, j'étais passée de la mélodie au clavier, interprétant avec mon partenaire habituel, le pianiste Gabriel Tacchino, Poulenc, Satie, Hahn et Liszt. Nous avions joué à quatre mains. J'ai accompagné au piano les trois violonistes Augustin Dumay, Olivier Charlier et Régis Pasquier, qui se relayaient pour jouer *La Méditation de Thaïs*, de Jules Massenet. Je chantai du jazz avec le Quartette Lafitte et pour finir me lançai dans la comédie avec Jacques Toja, administrateur de la Comédie-Française, qui m'impressionnait beaucoup et qui fut adorable avec moi dans *Il faut qu'une porte soit ouverte ou fermée*, d'Alfred de Musset. Le lendemain, *Le Quotidien de Paris* titrait : « Mady Mesplé, l'arc-en-ciel ». Pourtant, je n'avais porté pour l'essentiel qu'une robe noire à manches longues, échancrée en V, serrée à la taille, élégante et sobre, que Loris Azzaro avait créée pour moi et que j'aimais beaucoup.

J'avais connu Guy Laffite dans ma période « accompagnatrice d'orchestres de bar ». Il jouait dans les bals et les cabarets toulousains du saxophone et de la clarinette, avant de troquer cette dernière contre un saxo ténor. Attiré par le jazz, monté à Paris en 1954, il avait joué avec Lionel Hampton et Emmett Berry. Bien que nos trajectoires aient été différentes, nous ne nous étions pas perdus de vue et étions restés bons amis. Serge André, qui organisait des spectacles et que nous avions également connu à nos débuts – il s'essayait alors à l'imitation –, nous proposa de nous réunir pour une série de concerts, « La Diva et le Saxo ». L'idée et le principe nous séduisirent. Nous nous sommes produits au moins soixante-dix fois. Je me souviens avoir chanté en 1987 à La Halle aux Grains à Toulouse « Climb Every Mountain », morceau d'une comédie musicale de Roy Rogers. La télévision régionale l'avait retransmis. Guy Laffite exposait le thème au saxo. Je reprenais l'*improvise* bouche fermée, deux octaves au-dessus. Notre tournée nous a menés un peu partout en France. Elle nous a conduits jusque dans des petites villes où nous avons découvert un public très chaleureux, ravi de cette musique variée et de qualité que nous leur amenions à domicile. Notre programme s'ouvrait sur des standards de jazz, des negro spirituals et du Django Reinhardt. Laffite et ses boys étaient seuls en scène. Je faisais mon entrée en tailleur pantalon blanc dans la seconde partie. Elle était consacrée au lyrique, Gounod, Schubert et un extrait de *La Veuve joyeuse*. Pour terminer, nous chantions et jouions ensemble, avec le Quartette Lafitte et le pianiste qui m'accompagnait – suivant leurs disponibilités, Jeff Cohen ou

David Selig, tous deux de très grand talent et de réputation internationale.

Ils sont devenus des amis. Avant le spectacle, sur le coup de 19 h 30, nous prenions un thé. C'était un rituel et un bon antidote contre le stress. Quand nous nous rencontrons avec Jeff et David, nous évoquons ces bons moments, la camaraderie qui s'était établie entre nous tous, et Guy Laffite qui ne lésait jamais la musique. Quel bonheur d'interpréter avec eux tous *Tea for Two*, grand classique du jazz, *Ô Toulouse*, la chanson emblématique de Claude Nougaro, *Rêves d'amour*, de Liszt, Guy Laffitte jouant la partie violoncelle au saxo, suivi de trois valses de Strauss très joyeuses, auxquelles toute l'équipe participait en s'affrontant. Le public trépignait de plaisir et en redemandait. Nous lui offrions alors *Syracuse* d'Henri Salvador.

Ma vie était remplie de musique et de musiques diverses. Elles m'accompagnaient. J'étais heureuse d'avoir choisi cette voie, de la poursuivre, de m'être battue pour en avoir le droit, les inconvénients et les plaisirs. Le temps marchait à côté de moi. Il était une ombre dans mes pas.

– 8 –

L'opéra sur le petit écran

J'appartiens à cette génération de chanteurs lyriques qui a vu la télévision prendre sa place dans les foyers, amener le spectacle et l'information à domicile et installer les téléspectateurs devant le petit écran. Nous vivions une nouvelle révolution après celle du disque et de la radio. La tentation était forte de l'ignorer et de continuer son chemin tel qu'on l'avait connu jusque-là. Cependant, la télévision avait déjà un public qui augmentait au fur et à mesure que se multipliait le nombre des téléviseurs dans les maisons. En moins de dix ans, chacune ou presque eut le sien. Ils n'avaient pas encore conquis les chambres à coucher, mais ils trônaient dans les pièces à vivre. Bien qu'encore balbutiant, ce nouveau support ouvrait à tout un chacun des centres d'intérêt jusque-là inaccessibles ou réservés à des initiés et des privilégiés.

Comment s'adapter à ce bouleversement en restant soi-même ? Comment utiliser la télévision pour rendre accessible notre art, sans le dénaturer, à un public plus large, sinon en l'investissant ? Certes, l'opéra ne s'écoute qu'à l'Opéra, encore faut-il y aller. Ce média (le mot n'existait pas encore) nous était étranger et à vrai dire nous faisait un peu peur. Il nous préoccupait et alimentait nos conversations. « Et si la télévision agissait comme un avant-goût de notre spectacle, si elle en donnait l'appétit ? » Tandis que les pour et les contre s'affrontaient, la télévision cheminait et venait frapper à notre porte.

Aimée Mortimer nous convia à participer à son émission, *L'École des vedettes*. Ancienne chanteuse de l'Opéra-Comique, réputée pour sa culture musicale, son élégance et sa ressemblance avec Marlène Dietrich, elle avait rejoint la radio avant d'être embauchée à la télévision, autant pour ses compétences que pour sa beauté. *L'École des vedettes*, à laquelle j'ai participé plusieurs fois en 1959 et au début des années soixante, occupe une place particulière dans la mémoire de beaucoup de Français, parce que dans l'émission du 18 avril 1960, Aimée Mortimer a accueilli un garçon de seize ans, très timide, qui s'est contenté de répondre par oui ou par non à ses questions, sous l'œil attendri de sa « marraine », Line Renaud. C'était la première apparition à la télévision de Johnny Hallyday, envoyé en catastrophe par le directeur artistique des disques Vogue pour remplacer un jeune danseur défaillant.

L'École des vedettes m'a permis de faire entendre à des milliers de foyers l'air de Rosine, des extraits de *Rigoletto*, de *Lucia* et des *Noces de Jeannette*, de Victor Massé, que la salle Favart venait de redonner et qui plaisait beaucoup. (Pour mettre en valeur la musique gracieuse, la mélodie gaie, spirituelle et tendre de cet opéra-comique, Marcel Lamy, le directeur, avait fait appel au dessinateur Peynet pour les décors et les costumes. C'était frais, de bon goût, simple et efficace.) C'est là aussi que le 10 juillet 1961 j'ai fait la connaissance de Dalida. J'estimais cette femme que, sous le rire, on sentait douloureuse. C'était une grande professionnelle qui pouvait piquer des colères – jamais gratuites – si les choses ne se déroulaient pas comme il convenait. La Méditerranéenne reprenait alors le dessus et tempêtait bruyamment. Sa mort m'a affectée.

Le Gala de l'Union des artistes, créé entre les deux guerres pour venir en aide à nos confrères dans le besoin, nous rapprochait aussi de la télévision. Sa première diffusion en 1959 en avait fait le rendez-vous incontournable des artistes du théâtre, du cinéma, de la danse, de l'opéra et du music-hall.

Joséphine Baker, Jean Marais et Jerry Lewis, pour ne citer qu'eux, n'ont pas hésité à se plier aux exigences de ce spectacle de cirque qui se déroule traditionnellement au Cirque d'hiver. Par trois fois j'y ai apporté ma contribution. Avec Albert Lance, ténor d'origine australienne, attaché comme moi à la troupe de l'Opéra, nous avons mené à bien un numéro d'équilibristes dont les répétitions m'ont donné des sueurs froides, et la présentation un trac peu ordinaire. Je me hissais sur les épaules d'Albert et devais y demeurer bien droite avec les bras en croix. J'avais le vertige, je me sentais attirée vers la piste et, sans les harnais de protection qui me retenaient, je crois bien que je m'y serais écrasée. Les professionnels du Cirque d'hiver qui nous guidaient dans notre progression avaient beau nous répéter que « l'équilibre est une discipline de base, que tout bon artiste se doit d'apprendre à faire des équilibres avant de se lancer dans une autre discipline », j'avais du mal à envisager ma chance de passer par cette épreuve initiatique. Pour finir, quelle ne fut pas ma joie, le 15 mars 1965 ! Albert et moi, nous avions exécuté notre numéro plus qu'honorablement. À ma grande surprise, je n'étais pas soulagée qu'il fût fini, mais fière d'avoir réussi et quasi prête à recommencer. La souplesse, la docilité de mon corps me surprenaient. Il recélait des possibilités que je ne soupçonnais pas. À condition que ma requête soit précise, calculée, étudiée et graduée dans son exécution, je pouvais lui demander beaucoup.

Je regrette ce temps où mon corps ne se dérobait pas, où je pouvais compter sur lui en toutes circonstances. Aujourd'hui, il a ses humeurs. Certains jours, il s'abandonne au mal qui me ronge, d'autres, il me revient, obéissant et discipliné, me donnant l'illusion pour quelques instants que j'ai retrouvé ma santé et l'usage complet de mes membres. J'en oublierais presque la canne que je me suis offerte pour mes soixante-dix-neuf ans et sur laquelle je dois m'appuyer de temps à autre, trop souvent.

Quelques années plus tard, pour ce même Gala de l'Union qui vient de renaître après trente ans d'interruption, je fus « la chanteuse qui monte, qui monte, qui monte… ». Je m'élevais au fur et à mesure que ma robe s'allongeait. C'était acrobatique, mais moins périlleux. Sous mes frous-frous j'étais solidement arrimée à un élévateur et, en ce temps-là, je n'étais pas sujette au vertige.

Mon mari m'ouvrit une autre porte à la télévision et m'encouragea à m'y engager. Ami de Jean de Gribaldy, personnage hors normes qui, comme lui, était pilote d'avion à ses heures. Coureur cycliste jusqu'au milieu des années cinquante, ancien coéquipier de Jean Robic et de Charly Gaul, de Gribaldy était devenu directeur sportif. À la tête de son équipe, les Grammont (Grammont Téléphone, puis Télévision), il volait de victoire en victoire. « M. de Gribaldy », comme l'a toujours appelé Raymond Poulidor, était réputé être un découvreur de talents capable de donner ou de redonner une chance aux coureurs. Raymond Marcillac, lui-même grand sportif, impliqué dans les milieux du sport et de l'aviation, homme de radio puis de télévision, fréquentait à la fois Jean de Gribaldy et mon mari ; c'est Raymond qui me le présenta.

– J'anime chaque semaine une émission très regardée, *Télé-Dimanche*, me dit-il. Pourquoi ne viendriez-vous pas y chanter ? J'accueille un très large éventail d'artistes, un mélange des genres qui assure la réussite de l'émission. Il me serait vraiment agréable que vous veniez y chanter, insista-t-il avant d'ajouter : On n'y entend pas assez d'opéra à mon goût. Réfléchissez-y.

Je promis, mais je n'étais pas décidée. Mon mari, lui, était enchanté. Il plaida la cause de *Télé-Dimanche* avec insistance :

– La télévision porte la marque de notre temps. L'expérience est à tenter. Que risques-tu ? me répétait-il.

J'hésitais. La démarche était si nouvelle, non seulement pour moi, mais aussi, ce qui m'inquiétait davantage, pour l'opéra. Mon mari revenait à la charge, m'assurant que c'était « se tourner vers l'avenir ». Je finis par céder, à demi convaincue.

Je participai à mon premier *Télé-Dimanche* le 30 mars 1969. Georges de Caunes, que certains de ses collègues avaient surnommé « le gentleman journaliste », en était le présentateur. Rika Zaraï, la vedette. Soutenue par la maison de disques Barclay qui l'avait « lancée », elle connaissait un immense succès avec *Alors je chante*, adaptation française d'une des chansons gagnantes de l'Eurovision, ou encore avec *Sans chemise, sans pantalon*. Ce jour-là, j'ai interprété *Si tu le veux, ô mon amour*, de Maurice de Marsan. Comme s'y attendait mon mari, j'ai trouvé l'expérience intéressante, suffisamment pour avoir envie de la recommencer, et j'en garde un très bon souvenir.

Dans les années qui suivirent, ma présence dans *Télé-Dimanche* n'était pas régulière, mais assez fréquente. Cela dépendait de mes nombreux autres engagements et de mes déplacements. J'y dansais et chantais la valse avec Jean-Claude Pascal, le comédien qui faisait alors chavirer le cœur des dames. Grand, brun, élancé, un regard de velours, le type parfait du séducteur français. J'y croisais

Thierry Le Luron, surprenant petit jeune homme qui remporta six fois de suite *Le jeu de la chance*. Cette séquence était consacrée à un télé-crochet, un ancêtre de la *Star Ac'*, où de jeunes talents venaient tenter leur chance. Le Luron ne s'était pas encore engagé dans l'imitation. Il chantait l'opérette.

Maritie et Gilbert Carpentier me convièrent à interpréter sur Antenne 2, avec Jane Berbié, mon amie de toujours, le *Duo des chats* de Rossini pour soprano, mezzo-soprano et piano. Il exploite sur un mode ludique plusieurs facettes du « miaou » de nos petits amis domestiques. C'est d'abord un échange de « miaous » plaintifs, expression de dépit ou de supplications amoureuses. Libre à chacun de les interpréter comme il l'entend. Puis le « miaou » se fait plus léger et frétillant, pour déboucher sur une série de vocalises miaulesques qui célèbrent une parfaite entente et s'accompagnent de débordements joyeux ! Une vraie jubilation pour les exécutantes que nous étions et, nous l'espérions, pour le public devant son petit écran !

Avec Jacques Martin, je chantai le *Duo de l'escarpolette*, extrait de *Véronique*, d'André Messager. Martin, qui ne savait pas lire une note de solfège, s'était découvert une voix de baryton, la posait d'instinct et s'en donnait à cœur joie. Il enlevait *La Belle Hélène* comme *La Belle de Cadix* si chère à Luis Mariano. Il faisait rire comme il respirait. Il était capable d'improviser, de se montrer tour à tour tendre et caustique, cassant et charmeur. Sous des dehors bonhommes et joviaux, il était très angoissé. Il avait peur d'oublier son texte, de bafouiller, d'être mauvais. Du coup, pour un oui ou pour un non il explosait de colère, et cela n'a fait qu'empirer avec l'âge.

Je ne lui en ai pas tenu rigueur, même s'il n'a pas toujours été simple de travailler avec cet homme bourré de talents variés et multiples, qui s'était rendu très populaire, et qui devait m'apprécier, car il n'a cessé de m'inviter à participer aux émissions qu'il animait. Ce fut en 1972 un passage dans *Gentil coquelicot*, un bien joli nom pour un spectacle diffusé à 20 h 30 sur la deuxième chaîne. Nous l'enregistrions sur scène au Théâtre Marigny, devant un public d'invités, avec un grand orchestre. Nous ne disposions que de deux jours de répétitions. C'était court, peu confortable pour les techniciens, mais au demeurant fort sympathique. J'ai également participé à son côté à l'émission de variétés qu'il a animée lors des élections présidentielles de 1974. Avec lui, ce soir-là, j'ai chanté le duo de l'Âne, de *Véronique*, *De-ci, de-là, cahin-caha* dans l'ambiance survoltée et si particulière que génère une soirée électorale sur les plateaux de télévision.

Peu après, Jacques Chancel, qui présentait *Le Grand Échiquier* avec élégance et délicatesse, m'appela. Il souhaitait que j'apporte ma contribution à celui qu'il organisait autour de Louis Seigner, qui faisait ses adieux à la Comédie-Française. Je connaissais très bien ce grand acteur, irrésistible sur les planches dans *Le Bourgeois gentilhomme*, professeur au conservatoire d'art dramatique et doyen de la Comédie-Française. J'éprouvais de l'admiration pour son immense talent. À la soirée d'adieux qu'il avait donnée dans les locaux de la Comédie-Française, j'avais chanté l'air de Rosine, du *Barbier de Séville*, à 3 h 30 du matin ! « À cette heure-là, tu ne chanteras pas. La nuit est trop avancée », m'avait-on annoncé en coulisse. Soudain, l'orchestre a attaqué l'intro et j'y suis allée comme ça, sans préparation. Il faut croire que Jacques Chancel en avait eu des échos. J'ai accepté sa requête avec joie. Lors du *Grand Échiquier*, j'ai chanté à nouveau l'air de Rosine, puis en duo avec Jacques Martin « Nous avons fait un beau voyage », extrait de *Ciboulette*. Nous avions à peine répété. Martin n'avait pas le temps.

Quelques années plus tard, locataire exclusif du théâtre de l'Empire, avenue de Wagram, passé définitivement avec armes et bagages de la première à la deuxième chaîne et devenu dépositaire de l'antenne dans ses *Dimanche Martin*, le rendez-vous dominical préféré des Français pendant deux décennies,

Jacques Martin continua à m'inviter deux fois par mois, pour son « Kiosque à musique » qui en était une partie. À cette heure de grande écoute, il y proposait un programme de musique symphonique et d'opéra, démontrant que cette musique, à tort appelée « classique », était aussi accessible à tous que la variété, qu'il suffisait d'ouvrir son cœur et de se laisser emporter pour l'aimer. Je partageais grandement cette opinion et je trouvais là une justification à mes passages répétés à la télévision, que certains de mes collègues chanteurs lyriques n'approuvaient toujours pas, me disant même parfois ouvertement qu'ils ne me comprenaient pas. Ils avaient besoin de temps. Question de génération et d'évolution technique ! Les chanteurs lyriques actuels, Cécilia Bartoli, Natalie Dessay, Roberto Alagna, Béatrice Uria-Monzon, pour ne citer qu'eux, n'hésitent plus à enregistrer à la télévision et à diffuser CD et DVD.

L'opéra aime se fait entendre hors de ses murs, et même le recherche. Le premier disque que la société Pathé-Marconi, aujourd'hui EMI, m'a proposé d'enregistrer en 1968 ne m'a pas remplie de joie. Au contraire. Avec l'orchestre de l'Association des concerts Lamoureux, il s'agissait de graver sur 33 tours *Les Saltimbanques*, de Louis-Gaston Ganne, une opérette en trois actes fleur bleue et pompier qui ne me correspondait pas. Je finis par accepter, car la maison de disques m'annonça dans la foulée l'enregistrement de *Lakmé*, avec les chœurs et l'orchestre de l'Opéra-Comique. Par la suite, j'ai enregistré aussi bien des opéras, des opérettes que des mélodies, des récitals, de la musique contemporaine et des chants sacrés.

Alain Vanzo s'enhardissait lui aussi à la télévision. Je me souviens, entre autres, qu'au *Kiosque à musique* du 20 octobre 1985, j'ai chanté le madrigal du *Roméo et Juliette* de Gounod avec lui. C'était mon partenaire de prédilection. D'instinct, l'un adaptait son jeu à l'autre, quelles que soient les circonstances. Alain avait une diction d'une clarté absolue, une voix étonnamment juvénile, un chant tenu de tous les côtés et naturel à la fois, à la couleur magnifique, le tout avec une autorité persuasive qui me laisse encore songeuse.

Je me souviens particulièrement de ce rôle, car il représentait pour moi une performance pour laquelle j'avais énormément travaillé. J'ai toujours eu de grandes facilités dans l'aigu et le suraigu : c'est comme ça, je les possédais. Je n'ai fait l'impasse sur un contre-*fa* qu'une fois dans une *Somnanbula*, de Vincenzo Bellini, à Rouen. J'ai achevé le final assise sur les marches du décor. J'étais épuisée. Le médecin de la production m'attendait en coulisses. J'étais passée outre son interdiction d'assurer la représentation. J'avais ignoré les signes de fatigue générale que me donnait mon corps. J'avais exigé de lui plus qu'il ne pouvait donner. En fidèle serviteur, il m'avait accompagnée dans mon obstination. Il en revenait fourbu et amoindri, pas assez cependant pour que j'en tienne compte.

En revanche, j'avais peur des passages *piano* dans le médium. Pour avoir un contre-*mi* bémol comme je le voulais, assez rond et de la couleur que j'avais en tête, il m'a fallu trois ans de travail. Mais surtout, le grave était pour moi un cauchemar. Au début de ma carrière, je n'en avais pas du tout. Pour *Lucia*, c'était ardu, et le début de Rosine se révélait mortel. Et puis, avec le temps, le grave s'est développé. Un jour, un *fa* est arrivé, plus tard un *mi*. Je le dois en partie à Jane Berbié, qui m'a bien fait travailler mes graves. J'ai fini par sortir un *ut* grave. Je n'en revenais pas – comme on dit familièrement, « je ne me sentais plus ». Et c'est ainsi que j'ai pu aborder la Juliette de Gounod.

Avec Jacques Martin, l'opérette avait un fidèle et infatigable défenseur. Issu comme l'opéra-comique et l'opéra bouffe du mariage du théâtre et de la musique, ce genre musical n'a pas toujours la réputation qu'il mérite. Camille Saint-Saëns disait de l'opérette, avec humour : « C'est une fille de l'opéra-comique qui a mal tourné, mais les filles qui tournent mal ne sont pas, souvent, sans agréments. »

Je prêtai ma voix à cette fille pleine d'agréments et devant le public enthousiaste de l'Empire et, au-delà, de la France devant ses téléviseurs, j'interprétai *Ciboulette*, *La Veuve joyeuse*... Je me lançai dans *Véronique* en crinoline ou encore dans « Merci pour ce charmant accueil », l'air d'entrée du *Pays du sourire*, *Les Trois Valses*, d'Oscar Strauss, *Madame Chrysanthème*, d'André Messager, un extrait des *Cent Vierges*, de Charles Lecocq, un autre des *Noces de Jeannette*, et aussi dans *La Vie parisienne*, d'Offenbach.

Étais-je devenue, comme s'est amusée à le dire Mireille Mathieu, « la dame de l'opérette » ? Certainement pas. N'en déplaise à « la demoiselle d'Avignon », je n'ai chanté que deux opérettes sur scène en France et à Monaco. D'abord un peu partout en France *Valses de Vienne*, de Johann Strauss père et fils, dont l'action se passe, comme on peut s'y attendre, à Vienne, et dont les trois actes sont un aimable prétexte pour faire entendre quelques-unes des plus belles valses de ces deux compositeurs. Puis *La Vie parisienne*, au Théâtre du Capitole, sous la direction musicale de Michel Plasson. Jane Rhodes, à la voix ronde et cuivrée était Metella, et moi Gabrielle, la gantière. En fin d'après-midi, avant l'une des représentations, j'étais malade comme un chien. Un spectacle demande beaucoup d'énergie, donc des forces. Faut-il manger peu avant ou au contraire beaucoup ? J'ai essayé les deux solutions. Aucune n'est idéale. Ce jour-là, j'avais avalé une huître douteuse. J'ai prévenu Michel Plasson :

– Ne m'en veuillez pas, il y aura des moments où je ferai semblant de chanter pour m'économiser, je ne tiens pas debout.

Miracle, cinq minutes avant le lever de rideau, mes forces sont revenues. Quoique très fière de me savoir sur scène chez nous à Toulouse, ma mère n'appréciait guère de me voir chanter la gantière d'Offenbach dans cette production, où il fallait sauter et gambader.

– Quand même… à son âge… Elle me fait honte ! déclara-t-elle à ma sœur.

Les passages à la télévision me valurent en France une notoriété que je n'avais pas connue jusqu'alors. Le grand public m'avait découverte. Au lendemain d'une émission, il m'arrivait d'être arrêtée pour signer un autographe ou simplement pour m'entendre dire qu'on était fier de m'avoir rencontrée, reconnue, que j'avais plu et mes chansons aussi, qu'on aimerait avoir des places pour toute la famille à l'Empire un prochain dimanche. J'étais tout étonnée que l'on me reconnaisse dans la rue ou qu'on m'écrive des gentillesses. Je ne me suis jamais prise pour une vedette. Je ne suis pas douée pour assumer un destin d'exception. Il ne faut surtout pas en déduire que je fais des manières. Je suis tout simplement mon instinct. Contrairement à bien des artistes qui ont besoin de se fuir et qui s'entourent sans cesse de monde et de bruit, j'ai besoin de me retrouver. Je dois nourrir en moi une sorte de nostalgie qui ne s'épanouit que dans le silence et la paix, avec les miens.

Ces lendemains de télévision, j'évitais de sortir, même pour aller acheter mon pain chez le boulanger le plus proche. Je commençais à comprendre ce qu'endurait une Brigitte Bardot, son mal-être, son besoin de s'éloigner du monde. La télévision expose ceux qui s'y montrent et les conséquences peuvent en être redoutables pour qui doit les affronter. La moindre faiblesse de caractère est sanctionnée. Je plains les jeunes que l'on propulse soudain sous les feux des projecteurs sans véritable préparation. Combien de ceux qui avaient du talent se sont-ils brûlé les ailes aux tubes cathodiques ?

Que pouvais-je répondre aux marques d'affection anonymes dont j'étais l'objet ? Qu'elles me flattaient, certes, mais qu'en ces premiers temps de la télé il était très difficile de se concentrer sur les plateaux de télévision, où régnait un remue-ménage permanent, que l'orchestre choisi n'était pas toujours celui qu'il aurait été préférable d'avoir ? Que j'acceptais ces contraintes dans l'espoir d'amener le public à s'intéresser à l'art lyrique ? Que c'était ce qui m'importait ? Que j'exerçais mon art comme je l'avais toujours fait ?

Avec le temps, je mesure combien ces passages répétés à la télévision, les extraits qui ont été rediffusés à différentes occasions ont façonné le souvenir que le grand public garde de moi. Mon nom est parfois accolé à l'opérette, laissant dans l'ombre mes interprétations d'opéra. Dans les années soixante, les enregistrements audio n'étaient pas ce qu'ils sont et, en ce début de XXIe siècle, où l'image est reine, où la vidéo permet de voir et d'entendre sur le moindre ordinateur et même sur son téléphone portable, les extraits de chants à la télévision sont plus recherchés que les enregistrements de disques.

Le temps filait, rempli de récitals et de concerts ; de quelques fêtes aussi. Pour les soixante-quinze ans de Loulou Gasté – je l'avais connu à mes débuts, dans l'après-guerre, lorsque j'étais pianiste de bal, alors qu'il était venu lors d'une tournée dans le Sud-Ouest accompagner Line Renaud, son épouse, qui chantait à Gaillac –, nous étions huit cents au Paradis latin. Line avait organisé une fête superbe et inouïe, une de celles qui marquent. Ce fut très joyeux. Chacun des amis de Loulou chanta un de ses succès. Nous n'avions que l'embarras du choix. Il en a écrit et composé mille deux cents, dont plusieurs dizaines ont été des succès mondiaux. Moi, j'interprétai *Un oiseau chante*, immortalisé en 1945 par Gisèle Pascal dans le film *Madame et son flirt*.

Après quelques années de séparation, mon mari et moi nous étions rapprochés. Toujours passionné de chasse, il avait acheté en baie de Somme une maison enterrée, une hutte de chasse typique de cette contrée, entourée de quelques hectares de terre et d'une pièce d'eau giboyeuse, surprenante au premier abord, mais confortable, spacieuse et très agréable à vivre. J'aimais beaucoup m'y rendre. J'y arrivais fatiguée du monde et du bruit. J'en repartais vivifiée, pleine d'énergie.

Je m'attendais à un ciel gris, je découvris un univers de lumière dans lequel je me plaisais infiniment. Je me suis prise d'affection pour cette retraite, pour le paysage changeant de cette terre picarde qui l'entourait. Aux prairies, aux bois succèdent les champs, les marais et les étangs. Les soirs d'été montent d'on ne sait où, des profondeurs de la terre sans doute, des parfums de menthe et d'eau. Quand la nuit s'avance, les coassements des grenouilles la saluent et lorsque, pour tous, l'heure de dormir est venue, seuls quelques chants d'oiseaux troublent le silence comme pour rappeler que la vie continue et qu'une aube nouvelle est déjà en préparation. À l'automne, quand au petit matin la brume se détache du sol et s'élève dans l'air, brillante et légère dans la lumière, des verts, des bruns, des ocres, des roux apparaissent dans lesquels s'enfoncent les chemins creux de ce pays de marais et d'eau. J'aimais respirer cette atmosphère, j'aimais les rencontres de hasard que j'y faisais, un oiseau surgi de la haie, une mûre aperçue sur un roncier, aussitôt cueillie et dégustée, des champignons, juste assez pour accompagner une omelette, un silence dont la solitude était absente.

Entre deux voyages, entre deux concerts, me retrouver dans cette paix et dans cette beauté si naturelle me lavait de mes fatigues. Je craignais d'y manquer de soleil. Je me trompais. Le soleil de la Somme m'apprit à me montrer plus attentive à ses humeurs. Ses rayons sont peut-être plus obliques que dans le Midi, mais tout aussi efficaces et chaleureux. Une après-midi que Cathou et moi avions à travailler, elle ses examens, moi mon prochain concert, nous nous sommes installées dans un coin tranquille, idéal pour ce que nous souhaitions mener à bien, sans nous être enduites de crème solaire. Nous n'avions même pas envisagé que ce soit nécessaire. Deux heures après, nous étions deux écrevisses, l'une et l'autre surprises d'être passées au court-bouillon.

– Tu n'es pas mal, tu sais ! Tu es toute rouge, me dit Cathou, un rien malicieuse.

Je la regardai. Qu'elle était belle, cette adolescente rebelle en qui pointait la jeune fille !

– Tu n'es pas mal non plus. Tu es toi aussi toute rouge.

Nous avons éclaté de rire et, en se plissant, nos joues ont révélé leur raideur et la souffrance que nos coups de soleil allaient nous infliger.

J'ai toujours eu un faible pour les animaux. Avec eux, les rapports sont simples et la tendresse toujours payée de retour. Caresser une fourrure ou un plumage est apaisant autant pour soi que pour un animal en confiance. L'émotion passe. Encore faut-il connaître les codes propres à chaque espèce, autrement dit savoir regarder. Avec Cathou, passionnée par la danse, nous nous amusions à observer nos chats, des surdoués de l'expression corporelle. Conscients de l'intérêt que nous leur portions, ils nous adressaient des messages subtils. Feignant de ne pas nous voir, ils fermaient leurs yeux, se roulaient sur le dos pour se faire admirer, puis, la queue dressée, légèrement recourbée en son sommet en signe d'amitié, ils venaient quêter une récompense.

Nous élevions aussi canards, moutons, poules, lapins, oies, une basse-cour complète et variée. Ils étaient notre plaisir et nous nous montrions attentifs à leur bien-être. Chaque espèce avait la nourriture qui lui convenait. Mon mari, qui les aimait, y veillait. Il s'était organisé pour que rien jamais ne manque.

Notre hutte de la Somme nous apportait un équilibre. Nous en profitions pleinement. Comme tout bonheur, il était fragile, exposé aux aléas de la vie. La maladie a rattrapé René, a pris son temps pour le ronger, puis elle l'a enlevé. René, mon compagnon de tant d'années, l'homme courageux avec lequel j'avais beaucoup partagé, le père de ma fille, était parti, nous laissant dans la douleur. La peine que j'ai éprouvée m'appartient. Incommunicable. Elle est en moi, silencieuse et profonde. J'ai beaucoup prié pour qu'elle trouve sa place dans mon corps et qu'il puisse la porter.

Seule, toujours entre deux avions, je ne pouvais pas m'occuper de notre maison de la baie de Somme, de ses animaux, de leur approvisionnement en nourriture, de leur bonne santé, de leur confort. Payer quelqu'un pour le faire revenait trop cher. Je l'ai vendue, mais pas oubliée. Je l'ai rangée parmi les souvenirs des jours heureux, dans ma mémoire. Il m'arrive souvent, comme aujourd'hui, de les faire remonter dans le présent. Ils reviennent lorsque j'écoute *La Cinquième Symphonie* de Gustav Mahler, que j'écoutais avec ma fille lorsqu'elle était petite, ma symphonie préférée entre toutes. Les trompettes du destin y surgissent du silence, annonçant une couleur solennelle et pathétique, puis l'orchestre explose. La première partie dresse un océan symphonique en perpétuel mouvement. Les cordes soufflent en bourrasques, les cuivres montent et descendent sur ces vagues, hurlent, surgissent et s'en détachent, se calment, libèrent une plage à des thèmes mélodiques magnifiques. La partition se déroule, véritable sculpture en trois dimensions avec ses ombres portées, ses plans et arrière-plans, ses saillies et ses fascinants dialogues de textures. Les violons furieux sont soudain rattrapés par un chant de hautbois, une déclaration de flûtes, une scène décrite par les timbales. Tout s'apaise avec le merveilleux optimisme du *scherzo*, véritable chant de reconnaissance d'un convalescent. Dans la nuit du 24 au 25 février 1901, Mahler faillit mourir d'une très grave hémorragie intestinale. Les médecins lui avouèrent le lendemain qu'il ne devait la vie qu'à leur intervention rapide. L'*adagietto*, poignant, rendu célèbre par le film *Mort à Venise*, de Luchino Visconti, et le rondo final en achèvent l'architecture vaste et complexe. À l'écoute de cette œuvre si puissante, on entre dans un ailleurs, dans l'univers tel qu'il nous entoure et agit sur nous. Rien ni personne ne calme mes tourments comme cette musique. Avec elle, la beauté et la paix s'installent dans la pièce. Mes souvenirs heureux ne tardent pas à les rejoindre. J'en oublie mes douleurs et je me surprends à sourire. Je ne peux appliquer de meilleur baume sur mes blessures que *La Cinquième Symphonie* de Mahler.

– 9 –

De la science dans ma voix

Au tournant de la cinquantaine, ma voix avait mûri, et ma fille, devenue adulte, menait sa vie de jeune femme. La fatigue accumulée pendant trois dizaines d'années de va-et-vient sur toutes les scènes du monde se faisait sentir. J'étais de plus en plus souvent sujette à de grandes crises d'épuisement qui perduraient et qu'à ce jour aucun praticien n'explique. Faut-il y voir les prémices de la maladie de Parkinson, une disposition, une faiblesse rédhibitoire, une réponse à l'accumulation d'exigences que j'imposais à mon corps, un trop-plein ? Autant de questions qui sont à ce jour sans réponse. À cette époque, je ne pouvais plus nier une certaine lassitude, même si je m'évertuais à la cacher à mon entourage et au public. En apparence rien ne changeait, rien, mis à part ma résistance.

On était au début des années quatre-vingt. J'avais atteint un âge critique pour toutes les femmes et en particulier pour les chanteuses. Les différents médecins que j'avais consultés, pas seulement en France mais aussi en Angleterre, m'avaient expliqué que la réduction d'hormones femelles propre à toutes les femmes à cette période de leur vie pouvait entraîner un gonflement ou une déshydratation des cordes vocales, avec des conséquences plus ou moins graves sur leur mécanisme. Tout chanteur a peur que sa voix ne s'éteigne, surtout sur scène. Cela ne m'est pas arrivé, mais j'ai été obligée de reconnaître que la mienne était un peu moins souple, qu'elle acceptait moins bien les efforts très prolongés et que je devais ménager mon vibrato. À la suite du « virus de Miami », j'avais constaté la perte progressive de mes suraigus, qui étaient un des charmes de ma voix. En un mot, il s'accomplissait un changement irréversible.

Comme notre société qui privilégie à l'excès la jeunesse et se détourne autant qu'elle le peut de la maladie et du handicap, l'Opéra manifeste une immense aversion pour le vieillissement et ne fait preuve d'aucune indulgence à l'égard de ceux qui le subissent. La sagesse, la maturité, la réputation ne sont d'aucun secours devant une note imparfaite. Je ne l'ignorais pas. Comme à tout le monde dans nos vénérables maisons, il m'avait été rapporté quelques histoires accablantes de sopranos vieillissantes à qui le public avait envoyé sur scène des bouquets de fleurs fanées ou séchées. Pour rien au monde je ne voulais être confrontée à un tel affront. Peu importe que pendant les trois heures que dure un opéra l'artiste ait chanté des milliers de notes avec la plus grande justesse et la plus belle couleur, qu'elles aient été émouvantes et sublimes : elle a manqué une note, celle-là même où les puristes l'attendaient. Et le lendemain, à son tour, la presse se déchaîne.

J'en veux pour preuve le « Une étoile dans le firmament s'est éteinte », dont des journalistes gratifièrent généreusement Christa Ludwig, merveilleuse mezzo allemande. Qu'on imagine l'Opéra de Salzbourg et Herbert Von Karajan au pupitre. C'est la première de *Don Carlos*, de Verdi. Christa Ludwig est la princesse Eboli, la femme fatale qu'aime Don Carlos. La soirée touche à sa fin. Christa se lance dans le grand air « Ô don fatale » dans lequel Eboli regrette sa beauté maudite et décide, malgré tout, de sauver Don Carlos qui l'a repoussée. Alors qu'elle atteint les redoutables aigus de l'aria, sa voix se brise. Désespérée, elle quitte la scène et la ville. Plus jamais elle n'a interprété Eboli.

L'âge peut également, dans certains cas, transformer l'ouïe, ce qui aurait été très déstabilisant pour moi. J'ai la chance d'avoir l'oreille absolue, c'est-à-dire de reconnaître les sons sans référence, de pouvoir dire à l'audition si c'est un *ré* bémol ou un *fa* dièse. Nicole Scotto Di Carlo, directrice de recherches au CNRS dont le laboratoire est associé à l'université de Provence, a démontré dans l'une des expériences auxquelles j'ai collaboré qu'il existe deux types d'oreille absolue et que la plus répandue est liée à la mémoire auditive. Chez certains chanteurs qui, comme moi, utilisent une technique vocale dans laquelle le larynx est davantage mobile, l'oreille absolue résulte de la mémoire kinesthésique, qui est la mémoire musculaire, et de la mémoire pallesthésique, qui est la mémoire des sensations vibratoires. Elles sont toutes deux très développées chez ces chanteurs. Ces mémoires me servent en quelque sorte de diapason interne, ou de clavier interne, en me permettant de connaître très exactement la position de mon larynx pour chaque note. Si l'on me demande de chanter un *sol*, j'ajuste mon larynx en conséquence et je produis un *sol*. Quand je dois reconnaître une note, je la chante intérieurement et je sais dans l'instant de quelle note il s'agit. À ces deux mémoires s'ajoute, bien entendu, ma mémoire auditive, dont je me sers aussi et qu'utilisent surtout les instrumentistes. Cette découverte novatrice fondée sur une expérimentation rigoureuse a remis en question des idées établies et soulevé bien des résistances, ce qui explique sans doute que dans ce domaine la connaissance progresse lentement.

Une amitié de longue date me lie à Nicole. En 1967, je venais de chanter à Marseille quand j'ai reçu une lettre qui m'a touchée. Elle émanait d'une jeune étudiante qui me disait en substance : « Bien que musicienne, je n'appréciais pas particulièrement l'art lyrique jusqu'à ce que j'assiste, un peu par hasard, à la représentation de *Lakmé* que vous avez donnée l'autre soir. Depuis, je me demande comment une voix peut transmettre une telle émotion et me bouleverser à ce point. Après vous avoir entendue, j'ai pris la décision de travailler sur la voix chantée. »

Nous nous sommes rencontrées et j'ai accepté de me soumettre aux expériences pas toujours agréables – elle m'avait prévenue – que cette jeune étudiante souhaitait entreprendre dans le cadre de sa thèse. Les recherches dans lesquelles elle se lançait me semblaient passionnantes et fort utiles pour notre profession où, plus que dans aucune autre, le corps et la voix sont liés. Je n'ai pas été déçue, bien au contraire. J'ai beaucoup appris sur la mécanique vocale qui permet d'émettre un son juste, bien placé et esthétique. J'ai découvert, par exemple, ce qui se cache derrière l'expression « chanter dans le sourire » qu'utilisent certains professeurs pour demander aux jeunes chanteurs de « soulever les pommettes » et qu'intuitivement je pressentis être d'une grande importance pour ma technique.

Le secret que Nicole a découvert est anatomique. Pour mon type de voix, l'aigu nécessite que le voile du palais soit dans une position qu'il n'occupe jamais dans la parole et qu'il est donc extrêmement difficile d'acquérir. Il est à la fois abaissé, étiré transversalement et légèrement décollé du pharynx, mais comme la luette est rétractée, cela donne l'impression que l'on soulève l'ensemble du voile. Il se trouve que c'est la même muqueuse qui tapisse à la fois l'intérieur des joues, les gencives et le voile du palais. Elle est fermement attachée aux muscles des joues, et donc solidaire de leurs mouvements. En conséquence, quand les pommettes se soulèvent, ce qui donne un visage souriant, cela entraîne une tension transversale de la muqueuse qui va se propager jusqu'au voile, l'étirer transversalement et le décoller légèrement du pharynx. Sa position très particulière permet à l'air qui vient des poumons de passer en partie dans les fosses nasales, où il se colore pour enrichir le timbre.

– La difficulté d'exprimer des sentiments tragiques en « chantant dans le sourire » n'en demeure pas moins entière, ai-je dit à Nicole le jour où elle m'a fourni cette explication.

– J'en conviens ! Mais par chance, c'est le haut de votre visage qui est prégnant, m'a-t-elle répliqué. Sur le plan de la perception visuelle, cela signifie que lorsque vous exprimez une émotion, c'est la partie supérieure de votre visage qui est dominante et qui occulte en quelque sorte ce qui se passe dans sa partie inférieure. L'attention de ceux qui vous regardent se focalise sur le haut de votre visage. Ils ne prêtent pas véritablement attention au bas.

– C'est vraiment une chance, pour la soprano léger colorature que je suis et qui « chante dans le sourire » des ouvrages dramatiques, d'avoir le haut du visage dominant ! me suis-je réjouie, et nous sommes parties d'un grand éclat de rire.

Après chacune de nos rencontres, les échanges que nous avions nous amenaient à réfléchir chacune de son côté, ce qui nourrissait la séance suivante. J'arrivais avec une foule de questions et de remarques auxquelles, sur le moment, Nicole était dans l'impossibilité de répondre. Il n'y a pas très longtemps, elle m'a rappelé en riant qu'il lui avait fallu une bonne dizaine d'années avant de pouvoir répondre à une question que je lui avais posée quand elle était une toute jeune chercheuse : que sont ces clapets derrière le nez qui s'ouvrent et se ferment à volonté ? C'étaient tout simplement les trompes d'Eustache. Elles se trouvent davantage du côté des oreilles que du nez, mais comme mes sensations internes sont très axées sur mon voile et que l'ouverture et la fermeture des trompes sont liées aux mouvements du voile, c'était à ce niveau-là que je ressentais mes « clapets ».

Notre collaboration effective a duré dix-huit ans et elle n'est pas terminée ; nos échanges sont toujours enrichissants, ce dont nous nous réjouissons. Grâce à Nicole, j'ai établi des repères dans mon corps lorsqu'il était en bonne santé. Ils m'aident à avancer, maintenant qu'il est malade. Nous sommes une mécanique complexe régie par une foule d'automatismes auxquels s'attaque la maladie de Parkinson, insidieusement, par à-coups. Après avoir acquis une connaissance précise de ceux de ma gorge, poussée par mon état de santé déclinant, je me suis intéressée aux rouages cachés de mon corps. J'en mesure les déficiences, les médecins qui me suivent m'aident à les préciser, à les analyser. Et autant que possible à les contrer. Pas question de me laisser aller. J'ai tant à découvrir, et surtout à mener le combat auquel je me suis engagée auprès de l'association France Parkinson. Une marraine ne se laisse pas abattre.

Nicole Scotto Di Carlo a créé de toutes pièces une discipline jusque-là inexplorée. À ses débuts, elle a eu des difficultés à trouver sa place dans la communauté scientifique parce que sa spécialité sortait des sentiers battus. Personne avant elle n'avait analysé la voix chantée avec une rigueur scientifique et en l'étudiant de plusieurs points de vue différents et complémentaires. Son travail se situant au carrefour de plusieurs domaines, Nicole était considérée tantôt comme musicologue, tantôt comme acousticienne, physiologiste, sémiologue, psychologue ou éthologue et, dans le meilleur des cas, comme phonéticienne ou linguiste. On a même écrit qu'elle était phoniatre, soprano ou encore professeure de chant ! Lassée par la multitude d'étiquettes qu'on accolait à son nom, Nicole a décidé qu'il était temps de baptiser sa spécialité. C'est ainsi qu'est née l'« odologie » (de deux mots grecs : *odê*, « chant », et *logos*, « science »), étude scientifique de la voix chantée. Le terme a d'abord été homologué par le Conseil international de la langue française avant de faire son entrée dans les dictionnaires. L'odologue étudie l'émission, la transmission et la réception du son en analysant ce qui se passe au niveau du chanteur, de l'onde sonore qu'il émet et de la façon dont cette onde est perçue par l'auditeur.

– Ouvrez grande la bouche, me demandait Nicole.

Et je l'ouvrais.

– Les automatismes qui régissent la pratique du chant lyrique sont si puissamment conditionnés qu'il suffit de demander à un chanteur professionnel d'ouvrir la bouche en grand pour voir sa langue, son voile, ses piliers et sa luette prendre automatiquement la position qu'ils occupent dans l'aigu, constatait-elle un rien goguenarde avant d'ajouter : c'est tout à fait normal car les chanteurs, dont les deux priorités sont la justesse et l'homogénéité de la voix, sont astreints à une grande précision dans les positions et les mouvements de leurs organes phonatoires.

Je peux dire que Nicole connaît intimement mon nez, ma bouche, ma gorge et mes oreilles. Elle a tout passé en revue ! Comme tous les chanteurs, j'avais l'habitude de faire examiner mes cordes vocales par des phoniatres, qui pour ce faire introduisaient dans la bouche un laryngoscope rigide. Au laboratoire d'Aix, les médecins utilisaient un endoscope avec une sonde souple : en passant par une narine, ils faisaient descendre la sonde au-dessus du voile du palais pour faire des endoscopies vélaires, puis au-dessous du voile pour faire des endoscopies rétrobuccales, et enfin jusqu'au-dessus des cordes vocales pour les endoscopies laryngées. Il y a des situations plus confortables, mais c'était pour la bonne cause et je n'ai jamais regretté de servir de cobaye.

Au début de nos rencontres, Nicole m'imposa des « palatos ». J'en garde un souvenir impérissable ! Elle m'expliqua que son laboratoire procédait à la mise au point d'un prototype d'électropalatographe. Après une prise d'empreinte du palais, on confectionnerait une plaque très fine le recouvrant entièrement sans emprisonner les dents. Il y serait inséré des micros contacts reliés à un enregistreur ou à un ordinateur afin d'étudier en continu les contacts entre la langue et le palais pendant que l'on parle ou que l'on chante. En attendant que le prototype soit performant, Nicole avait recours à la palatographie directe, qui exigeait tout un cérémonial. Après m'avoir mis un bavoir, elle badigeonnait ma langue avec une pâte composée d'un mélange de charbon végétal, de cacao et de glycérine, puis me demandait de chanter une consonne sur une note déterminée. Grâce à un jeu de miroir, elle photographiait la trace laissée par ma langue sur mon palais. Ensuite, je me rinçais la bouche et on recommençait avec une autre consonne. Un jour, alors que je venais de faire une trentaine de palatogrammes, j'ai compris que Nicole et son collègue Denis avaient un problème. Ils m'ont alors avoué qu'ils avaient oublié de mettre une pellicule dans l'appareil photo ! Un bon souvenir... après coup !

Je garde aussi un souvenir impérissable des enregistrements de ma voix sur des appareils hérissés de fils et de câbles. Ces scientifiques m'appareillaient d'une olive nasale, d'une embouchure buccale, d'un micro laryngé, auxquels ils ajoutaient pour compléter le tout un capteur de vibrations sur le crâne, et j'en oublie, puis ils me demandaient de chanter le plus naturellement possible ! J'avais chanté *Le Temps des cerises* avec cet attirail. Aussi incroyable que cela puisse paraître, le résultat était naturel !

Grâce à ces expérimentations, les mécanismes du chant sont mieux connus. Les résultats de ces études permettent de soigner des chanteurs et des comédiens en difficulté et de mieux prendre en charge leurs pathologies vocales. Ces recherches ont même permis d'optimiser la pratique orthophonique avec d'autres types de patients. Elles ont également trouvé des applications concrètes en phoniatrie, ostéopathie, kinésithérapie, dentisterie, sophrologie, et évidemment en pédagogie vocale, où de plus en plus de professeurs de chant appliquent avec profit les découvertes de l'odologie à leur enseignement.

La direction de la Musique au ministère de la Culture a reconnu très tôt l'intérêt de cette nouvelle discipline. Nicole Scotto Di Carlo, qui proclame à qui veut l'entendre : « j'ai été atteinte de "Mespléïte" aiguë à l'âge de vingt-cinq ans, mais il n'existe toujours ni vaccin ni traitement », a été désignée pour assurer la direction scientifique d'un contrat de recherche d'une durée de trois ans, passé avec cette autorité de tutelle. Des grands noms de l'art lyrique qui avaient entendu parler de ses travaux s'y sont depuis associés.

Infléchir ma carrière, élargir mon répertoire ne m'attristait pas. Au contraire. Évoluer est nécessaire, sinon salutaire. Changer se révèle souvent positif. Muter est source d'idées et d'énergie nouvelle, dans le domaine artistique plus qu'ailleurs. Pour pratiquer le chant lyrique, pour participer à sa diffusion, pour le faire aimer, il restait et il reste tant à faire ! C'est un combat sans fin !

Je suis une musicienne avant d'être une cantatrice. La musique est ma vie au même titre que ma famille, mes amis, mes rêves intimes, mes joies et mes souffrances. Dans ces années-là comme aujourd'hui, pas une seconde je n'ai songé à renoncer à mon métier, mais à le poursuivre avec les armes qui sont les miennes. Et que j'adapte aux circonstances. Sur scène, en concert, en récital, à la télévision, à la radio, avec le disque, maintenant les CD et la vidéo… autant de canaux pour la faire vivre et vivre avec elle.

Si, dans les années quatre-vingt, chanter un rôle tout entier me demandait un effort colossal, parfois excessif, je donnais ma mesure dans des programmes courts en concert. Pour un grand opéra, la voix et la tessiture ne suffisent pas, le poids de la mise en scène et la durée de l'interprétation entrent en jeu. Je crois n'avoir jamais triché avec les moyens qui sont les miens, ne les avoir ni surestimés ni sous-estimés. C'est une part importante de ma force. Je suis capable d'obstination, je peux repousser les limites d'une situation donnée, mais je ne m'attaque jamais à ce qui m'échappe ou me dépasse. Je regarde en face la difficulté et j'aménage au mieux le pré carré qui est le mien. De tout temps j'ai eu ce comportement, y compris devant la maladie de Parkinson. Je la regarde en face et je lui répète tous les jours que je n'entends pas lui céder du terrain, ou le moins possible et le plus lentement possible.

– 10 –

Au service de la musique

Puisque les suraigus m'étaient interdits, je m'orientai vers un répertoire plus grave qui me demanda beaucoup de travail et d'énergie, et me procura aussi de grandes satisfactions. Je trouvai mon bonheur dans des mélodies de Debussy, Ravel, Poulenc, Léo Delibes. Je les chantai au Festival d'Aix-en-Provence en 1980 avec Gabriel Tacchino au piano, et aux Chorégies d'Orange avec cette fois Dalton Baldwin. Je me rendis deux fois au Wigmore Hall de Londres, d'abord accompagnée au piano par Dalton Baldwin, puis par Graham Johnson. J'enregistrai ces mélodies, *Voici le printemps*, *Paysage sentimental*, *Zéphyr et Rondeau*, de Debussy, avec Dalton Baldwin ; des extraits des *Chansons de Monsieur Bleu* de Rosenthal, avec Janine Reiss au piano, *Les Chemins de l'amour*, de Poulenc, avec Gabriel Tacchino au piano ou encore *Fêtes galantes* et

Chanson d'automne, de Reynaldo Hahn, avec Dalton Baldwin ; puis *Ludions*, d'Éric Satie, avec Aldo Ciccolini au piano.

À la radio, sur France Musique et France Culture, à la télévision, je fus beaucoup appelée pour promouvoir l'opérette, en expliquer l'intérêt et les difficultés. Elle me servit d'introduction auprès de Pascal Sevran. C'était un homme charmant qui défendait une certaine idée de la chanson française, en marge des courants contemporains. *La Chance aux chansons*, qu'il animait, demeura un incontournable des après-midi de TF1 jusqu'en 1991, puis de France2 jusqu'en 2000. Homme-orchestre, il avait élaboré un programme à son image : paradoxal, éclectique, curieux, kitsch et raffiné. Un très large éventail de téléspectateurs y prenait grand plaisir et en redemandait. Il fédérait l'opinion, lui trouvait des sujets de conversation romantiques. Sans lui, l'émission n'aurait pas tenu deux mois. Grâce à lui, elle est devenue un must de la mémoire télévisuelle. Pascal Sevran souffrait-il déjà de la maladie qui allait l'emporter quelques années plus tard ? Si tel était le cas, il le cachait bien. Il était toujours de bonne humeur et prêt à la communiquer.

Au début des années quatre-vingt-dix, il m'invita souvent. J'acceptais en fonction de mes disponibilités. En veste blanche ou gilet bleu ciel, comme à la Belle Époque, il m'accueillait avec un baisemain qui m'amusait et me ravissait. J'étais transportée dans un monde décalé et doux où je m'épanouissais le temps d'une chanson. Je chantais des airs d'opérette, mais aussi des lieder, et *Le Beau Danube bleu* ou encore *Le Temps des cerises*.

À *La Chance aux chansons*, des surprises étaient souvent au rendez-vous. Toutes les générations s'y rencontraient. Sur ce plateau au décor bon enfant qui évoquait les places de nos villages, je rencontrai les Sardou mère et fils, Charles Trénet mais aussi un quasi-inconnu, Patrick Bruel, qui chanta pour la première fois son tube, *Marre de cette nana-là*, ainsi que Céline Dion, qui y fit ses premières armes en France.

Je retrouvais ce mélange des genres plus grinçant, plus actuel, à France Inter dans *L'Oreille en coin*. C'était des moments à part, très conviviaux autour de programmes ironiques, innovants et modernes, une émission sans vedette, sophistiquée et populaire. En plus des chanteurs, des chansonniers et des hommes politiques y participaient. Un dimanche, un certain Nicolas Sarkozy s'y montra très drôle et très gai.

En 1987, j'acceptai de chanter *La Dame de Monte-Carlo* au Théâtre des Champs-Élysées sous la direction de Georges Prêtre lors d'un concert qui devait être retransmis à la télévision. J'étais enchantée d'interpréter ce drame en un acte de Francis Poulenc, composé en 1961 sur un poème de Jean Cocteau. En longue robe noire scintillante à manches longues, sagement décolletée en V, un petit bijou qui mettait en valeur ma chevelure rousse et bouclée, j'étais une demi-mondaine habituée des salles de jeux qui, ruinée et délaissée par son amant, décide de retourner une dernière fois tenter sa chance à Monte-Carlo, avant de se jeter à l'eau dans le port. Le monologue donne à voir le moment de répit que cette pauvre femme s'accorde avant l'échéance fatale. Il n'est pas évident de se jeter à l'eau, elle hésite, pèse le pour et le contre. Je découvris une partition particulièrement périlleuse à exécuter en raison du caractère fondamentalement théâtral de son support littéraire. Truffée d'embûches musicales surlignant le propos déjà sombre de Cocteau, le drame intime de cette cocotte des années vingt égrène des émotions et des sentiments contrastés à un rythme très serré. « Mélancolie, orgueil, lyrisme, violence et sarcasme. Enfin, tendresse misérable, angoisse et floc dans la mer… Il faut chanter *La Dame de Monte-Carlo* comme "La Prière de la Tosca" ! Mais oui ! », a conseillé Francis Poulenc à Denise Duval, son égérie, pour qui il l'a écrite et qui l'a créée le 5 décembre 1961 dans ce même théâtre des Champs-Élysées. Je m'évertuais à traduire, tant par ma voix que par mon jeu, que j'ai voulu sobre, la compassion que j'éprouvais pour elle, épave rejetée mais décontractée dans son malheur, digne, le regard rieur, la voix claire, l'ironie au bord des lèvres. Un beau portrait, une leçon de courage. Je mis tout mon cœur et mon savoir-faire, ma technique et mes capacités à porter ce troublant monologue. Je voulais, et je pense y être parvenue, que le public se sente comme au théâtre, malgré une absence totale de décor. Je cherchais à concentrer son attention sur l'expression de mon visage, que je rendais de plus en plus pathétique au fur et à mesure que le dénouement approchait, et sur l'intensité du chant.

Tout en continuant concerts et récitals, dès 1981 je commençai à enseigner. J'avais beau m'en défendre, j'abordais cette activité avec un peu de nostalgie. Je transmettais mon savoir, ce qui m'obligeait à regarder par-dessus mon épaule, à considérer le temps occupé à l'apprendre, à le consolider et à l'exercer tout en le perfectionnant, à l'envisager comme un temps révolu. Je n'aime pas me retourner sur le passé. Il est sage de ne pas y revenir, mais lui fermer la porte ne se fait pas sans un pincement au cœur.

Je tremblais à l'idée des responsabilités qui m'attendaient. Ne pas se tromper sur les orientations. Aider, soutenir, exiger sans décourager. Je fis mes débuts de professeure de chant et de piano en été dans le cadre de l'Académie internationale d'été de Nice, véritable pépinière de talents depuis sa création en 1957. Les élèves y viennent d'une cinquantaine de pays, des États-Unis au Japon. Malheureusement, j'étais obligée de limiter le nombre de ceux que je prenais en charge, afin de pouvoir réaliser du bon travail. Le travail, tout est là. Le don ne suffit pas, il faut le cultiver, s'astreindre à des efforts incessants, remettre encore et encore son ouvrage sur le métier. Jamais un professeur ne sera assez exigeant et ne montrera trop à son élève les difficultés de nos carrières. Jamais il ne sera assez intransigeant sur les questions de culture et de technique. Ce sont les socles sur lesquels reposent leurs carrières.

Cette année-là, à Nice, s'est présentée pour être mon élève une jeune fille – encore une enfant – elle avait treize ans. C'était Élisabeth Vidal, une soprano colorature qui depuis a accompli du chemin et s'est produite sur toutes les grandes scènes du monde. Elle a chanté devant moi la vocalise de *Lakmé* avec beaucoup d'émotion. Plus tard, elle m'a confié :

« Tandis que je chantais, mise en confiance par vous, j'ai compris à cet instant, devant vous, que je voulais être cantatrice et rien d'autre. »

Par la suite, « recrutée sur notoriété », comme cela se faisait encore, je professais au Conservatoire national de Lyon, puis de Bordeaux, de Saint-Maur-des-Fossés et à l'École normale de musique de Paris. Dans tous ces conservatoires et toutes ces classes, j'ai travaillé avec des voix intéressantes. Mais les jeunes ne sont pas bien formés au travail. Quand ils arrivent au conservatoire, la première année est tout entière consacrée à leur expliquer comment voir le métier et comment il faut travailler. Ils ne sont absolument pas préparés à la discipline et à la rigueur qu'il exige. Ils ne répètent pas assez, attendent de leur professeur qu'il fasse l'effort à leur place. En outre, on exige de plus en plus d'un chanteur. Il faut qu'il ait la voix, le physique, l'intelligence et la volonté. C'est beaucoup, trop. Je ne peux pas parler ici de tous ceux que j'ai conseillés, mais je n'en ai oublié aucun. Je les aime et j'aime savoir qu'ils avancent dans leur vie.

Dans cette période, tant en France qu'à l'étranger, j'ai dirigé des master classes ; ce sont des cours d'interprétation donnés en public par un maître de musique à un interprète de haut niveau. Un des participants joue ou chante en public un morceau qu'il a préparé et le maître commente son interprétation. Le dialogue qui s'instaure permet à l'interprète comme à son public de rentrer dans l'intimité de l'œuvre et de son auteur, et ainsi de mieux en maîtriser le sens et les techniques d'interprétation. À Navarrenx, dans les Pyrénées-Atlantiques, par exemple, j'ai dirigé une master class pour chanteurs lyriques, chaque été pendant six jours, de 2000 à 2005. Une quarantaine d'élèves les ont fréquentées, dont certains sont venus deux fois. J'avais été sollicitée par l'association Pierres lyriques en Béarn des Gaves, dont le but est d'apporter l'art lyrique aux communautés rurales. J'ai passé là-bas des moments délicieux en parfait accord avec la démarche entreprise. Chaque jour un élève présentait le travail qu'il avait préparé. Nous l'écoutions puis, tous, nous l'aidions à enrichir son interprétation. La session se terminait par un concert public et gratuit où chacun apportait sa contribution.

Dans les pays lointains, Canada, Chine, où je me rendais en tournée, je jumelais récitals et master classes. À Pékin, je chantai *La Dame de Monte-Carlo*, devant un public très discipliné dans une salle comble mais sans chauffage, par à peine quatre degrés au-dessus de zéro. J'eus beau ménager ma gorge et ma voix, elles en souffrirent. Le lendemain, nantie d'un traducteur, j'assurai une master class pour une vingtaine de jeunes Chinois très attentifs. Je quittai Pékin le 13 avril 1989, deux jours avant le début des événements de Tian'anmen. La pianiste qu'on m'avait attribuée refusa de me suivre à Shanghai, où je me rendais. L'ambassadeur de Belgique en poste dans cette ville proposa de m'accompagner au piano et se révéla excellent.

Pendant trois semaines, le premier été de professorat se traduisit par huit heures d'enseignement quotidien, avec une interruption au milieu pour tourner dans une série télévisée, *L'amour s'invente*, sous la direction de Didier Decoin. J'y jouais, pour changer, le rôle d'une cantatrice !

Ma fatigue était grande. Mes devoirs de vacances accomplis, je courus réparer mes forces à Capvern-les-Bains, dans les Hautes-Pyrénées, dont j'avais déjà apprécié les vertus. C'est une des rares stations thermales françaises qui proposent une cure de boisson embouteillée chaque matin à la source. Après avis positif d'un médecin, l'eau riche en calcium, magnésium et sulfate est livrée au réveil à chaque pensionnaire des hôtels qui en ont fait la demande. J'y pris mes quartiers en compagnie de ma mère, dont la présence pleine d'humour et d'inattendu me débarrassait de mon stress. Moi, la gourmande, qui pendant mon séjour niçois n'avais pas résisté au plaisir d'une bonne table, je demandai au restaurant de prévoir pour nous des menus diététiques. Ce régime porta ses fruits en à peine quinze jours, désengorgeant mon foie et mes voies biliaires, éloignant de moi une surcharge pondérale qui m'aurait beaucoup contrariée.

J'envisageais de répondre positivement à la demande en mariage que m'avait adressée le séduisant Raymond Dawalabi, issu d'une vieille et très opulente famille libanaise. Ses affaires l'obligeaient à beaucoup voyager. Toujours entre Beyrouth et la France, Paris et New York. J'hésitais. Je craignais d'aliéner ma liberté, d'être obligée de composer avec mon métier, ce qui m'était viscéralement impossible. À sa manière détournée et peu expansive, maman évoquait une épaule sur laquelle s'appuyer. Le mariage eut lieu à Paris, dans ma maison de la rue de Milan, où il fallait gravir quatre-vingt-huit marches pour atteindre le dernier étage. Raymond n'y trouva pas sa place. Ou plus exactement je ne la lui accordai pas. Moins de trois ans plus tard, nous étions divorcés. Quelques mois plus tard, un matin, alors que comme à l'accoutumée, en prenant le petit déjeuner, nous préparions le planning de la semaine, Juliette, ma gouvernante, conclut l'épisode avec son bon sens de Bretonne et son franc-parler :

– Vous ne lui aviez même pas fait de place dans un placard pour ses affaires ! lâcha-t-elle.

À l'évidence, je n'étais plus concernée par les mariages. Je me sentais plus à l'aise dans le club des « célibattantes ».

– 11 –

Cathou, ma fille

Vingt ans après, je n'ai pas oublié cette aube où le téléphone a sonné. Sa sonnerie aigrelette dans le petit jour parisien. Un ami m'appelait d'Aix-en-Provence, informé par des amis communs habitant en Australie à Melbourne et qui n'étaient pas parvenus à me joindre. Il a parlé sans détour, d'une voix atone. Je n'ai pas voulu entendre, pas voulu comprendre. Mon cerveau refusait la nouvelle. Fermé. Autiste. Agrippé à un ailleurs. Il a répété lentement, balbutiant, bouleversé. Je percevais son effort, sa respiration difficile à l'autre bout du fil :

– Rupture d'anévrisme. Cathou est morte.

Les mots m'ont atteinte comme la foudre. Un éclair de feu, un flash incandescent m'a traversée, brûlée, dévastée. Autour de moi, le monde s'est écroulé. « Cathou, Catherine, ma fille, mon enfant, ma chair. » L'onde du choc s'est répandue dans mon corps, elle s'y est déversée avec la fougue d'un torrent, si violente que de ma bouche a jailli un cri, un cri d'animal blessé, un cri de mère, un cri de mère à qui le Destin a pris son enfant unique. Ce cri chargé de refus et de douleur était remonté de mes entrailles, ébranlant mon corps, me laissant pantelante. Je vacillai.

À quel meuble me suis-je agrippée ? Je ne sais plus. Soudain il me fut indispensable, vital, de m'approprier le drame qui me détruisait, de le posséder, de le disséquer, de n'en plus rien ignorer, de le faire mien. Tout savoir et tout de suite. L'urgence pour atténuer la triste réalité, pour l'empêcher d'être seule présente à mon esprit dans son atroce vérité.

Cathou, qui attendait un bébé, se sentait fatiguée depuis quelques jours. La veille, elle m'avait dit qu'elle avait pris rendez-vous chez son médecin pour le début de la semaine suivante. Rien de grave cependant, « rien qui doive t'inquiéter », avait-elle précisé lors de notre dernière conversation téléphonique. Peut-être aurais-je dû m'inquiéter. Qu'est-ce que cela aurait changé ? Si le médecin l'avait examinée tout de suite… Vaines hypothèses. Ce matin-là, se sentant certainement mal, elle s'est rendue dans sa salle de bains, sans doute pour se rafraîchir. C'est là qu'elle a eu son malaise fatal. Instantané, immédiat, définitif. Elle avait trente-deux ans.

Trouver une place dans un avion pour le jour même. Jeter quelques affaires dans une valise. Prévenir la famille ; éviter le choc à maman, hospitalisée pour une fracture du col du fémur. Je lui mens. Je m'invente un voyage aux États-Unis. Je gagne du temps. Lorsque je ne peux plus me taire, son cri au bout du fil, puis quelques mots douloureux et d'autres d'amour et de réconfort. Elle sait ma peine, mon désarroi, voudrait m'en décharger, les prendre en elle, m'alléger. Peu de mots, comme à son ordinaire, mais une présence sans faille, la sienne, unique, que j'entends, que je ressens. L'épaule sur laquelle je pleure sans retenue. Maman, que j'aimerais tant avoir aujourd'hui à mes côtés sur ce banc, à l'ombre de ces arbres bienveillants.

Catherine avait suivi son mari en Australie et souhaitait, tout en donnant des cours de français dans un établissement scolaire, se perfectionner en anglais. Ce poste n'avait pas été évident à obtenir. Peu enchantée par un départ et une installation sur des terres aussi lointaines, j'avais pourtant usé de mes relations pour le faciliter. Le ménage était décidé. Il n'aurait servi à rien de s'opposer à leur projet. Cathou, qui comme beaucoup de jeunes de sa génération était opposée au mariage, ou du moins ne l'estimait pas nécessaire pour construire une famille, avait donné le jour à deux petites filles avec un premier compagnon. Alexandra et Malvina, deux prénoms transmis depuis des siècles dans ma famille maternelle. Chaque génération apporte sa pierre à notre tradition. Pour résider en couple avec des enfants en Australie, un acte de mariage était nécessaire. Amoureuse, Cathou avait accepté le mariage.

L'affreuse nouvelle m'a atteinte le 7 mars 1990, jour de mon cinquante-neuvième anniversaire. Depuis, le 7 mars est pour moi un jour funeste. Ce n'est plus la date de mon anniversaire, mais celle de ma douleur. Il n'y a donc plus lieu de me souhaiter mon anniversaire. Ma famille, mes amis le savent et respectent ma volonté. Cette mesure radicale demeure cependant sans efficacité. La catastrophe est là, indélébile, dans mon cœur, dans mes reins, dans ma tête, dans mon sang. Elle hante mes jours et mes nuits.

Qu'elle était belle, ma Cathou, aux traits si fins, avec ses cheveux auburn mi-longs, son corps aussi souple qu'une liane ! Je la revois, avec sa queue-de-cheval bouclée, petite écolière au minois réjoui accourant vers moi à la sortie de l'école où elle s'était révélée douée. Je la revois adolescente contestataire, rieuse et légère, affirmant une attachante personnalité. Je la revois, coquette jeune fille puis jeune femme, le nez mutin, le visage lisse, souriante, aérienne, le charme même.

Des regrets me taraudent, me tiennent éveillée certaines nuits. Que ne nous sommes-nous pas dit qu'il eût été bon de se dire ? Quel bonheur ne lui ai-je pas donné que j'aurais pu satisfaire ? Ai-je été assez attentive auprès d'elle, assez présente, trop ? Autant de questions et bien d'autres à jamais sans réponse.

Tourner la page sans quitter le malheur. Malheur inaltérable, poids rivé à mon cœur qui l'empêche de battre ou l'emballe. Rassembler ses forces. Un pas devant l'autre, lourds comme du plomb. Essayer, s'y reprendre à deux fois, trois s'il faut, ne pas reculer devant l'énormité de la difficulté. Ne pas capituler, ressort sur lequel je m'appuie pour rester debout, quel que soit l'obstacle, obliger le corps à vivre. Que ce fut difficile en ces circonstances !

Ma voix, comme toujours, vint au secours de mon corps et l'obligea à réagir. Pouvais-je assurer mes contrats ? Je fis une première tentative. Je devais chanter à Liège. Je m'y rendis en train, escortée de mon médecin acupuncteur. Je vins à bout de l'épreuve.

Je devais chanter le 14 mai au Théâtre des Champs-Élysées, dans le cadre d'un *Musiques au cœur*, présenté par Ève Ruggiéri, consacré aux adieux à la scène et à l'opéra de mon amie Régine Crespin. C'était dans mes prévisions depuis des mois. Bien que l'effort soit considérable, je décidai d'honorer mon engagement. Je pris rendez-vous avec Anne-Marie Fontaine, chef de chœur à l'Opéra, femme adorable, généreuse, excellente professionnelle, et commençai à travailler *La Dame de Monte-Carlo*, retenue pour cette émission.

La première fois que je me rendis chez elle, à pied, dans le quartier de l'Europe proche de chez moi, je marchais comme une somnambule. J'avançais sur les trottoirs, je voyais les immeubles, les passants, j'entendais leurs paroles, mais tout était désordonné, irréel. J'étais une errante dans un monde virtuel. La musique me rendit un peu de paix. Ma voix pacifia mon corps, lui rappela ses sensations et ses habitudes. Juste avant l'émission, je redoutais d'affronter mon personnage, de manquer d'énergie, de ne pas le servir autant qu'il le méritait. Mon trac était immense. Incapable d'avaler quoi que ce soit, la nuque raide, le cœur battant la chamade, je tremblais comme une feuille. J'entrai en scène et je fus, instantanément, la Dame de Monte-Carlo. Dès les premières notes, ma douleur disparut. Elle avait cédé la place à l'amour de mon public. Il exigeait tout, l'ironie, le rire et les larmes. Il me demandait de lui faire oublier sa vie ordinaire, de le plonger dans le rêve et l'admiration, d'être quelqu'un d'autre, de me gommer pour céder la place à mon personnage, à la femme égarée qu'il était venu rencontrer. Je me dévouai corps et âme à mon public ; cet être anonyme, à la fois proche et lointain qui a conduit ma carrière, m'envahit et stimula mon énergie. Je pris mon inspiration, une grande goulée d'air, et je chantai. J'offris ma voix, mon visage, mes mains, ma silhouette, l'émotion et la beauté. Je reçus l'ovation de la salle comme un cadeau venu du ciel. Sur mes joues coulaient des larmes que je ne songeais pas à cacher. La Dame de Monte-Carlo me portait autant que je l'avais portée.

Ma peine revint aussitôt, lancinante, sans fin. J'implorais Dieu. J'allais prier à l'église de la Trinité, voisine de mon domicile. À genoux ou assise face à l'autel, devant Jésus en croix, dans la paix du silence. Mon cœur s'allégeait, mon corps acceptait le baume de la prière. Je suivais les offices, courbant la tête devant l'eucharistie et chantant avec l'assistance, simple choriste parmi la foule dont la présence vivifiait mon souffle.

Un dialogue s'établit avec le prêtre de la paroisse, homme chaleureux, entreprenant. La nécessité de restaurer l'édifice, construit sous le Second Empire pour qu'on l'aperçoive depuis le palais Garnier, et plus encore le coût de l'entretien et du perfectionnement du grand orgue dont Olivier Messiaen était le titulaire depuis soixante ans le préoccupaient. Très âgé et pas toujours bien portant, cet organiste de génie ne venait plus que pour les grands-messes. Lorsqu'il était présent, c'était avant tout en chrétien. Du haut de la tribune il participait à l'office. L'orgue n'en demeurait pas moins son univers. Il ne cessait de le répéter au père Kohn : « J'aime mon orgue ! Il est pour moi un frère, un fils, et je serais désespéré de m'en séparer. S'il existe dans le monde beaucoup d'instruments plus grands, plus grandioses, il les égale en puissance, en majesté et les surpasse pour le mystère et la poésie. »

Olivier Messiaen adorait improviser sur le plain-chant. Les résultats étaient somptueux. Cela ne ressemblait pas à ses compositions éditées. Il cherchait toujours à respecter au mieux la tonalité de l'office célébré et la couleur des lectures du jour. Il expérimentait des timbres variés, mêlant à son inspiration religieuse ce que lui suggéraient ses études approfondies du chant des oiseaux. « J'écris des œuvres musicales religieuses qui sont un acte de foi, mais qui contiennent aussi mon admiration pour la nature, par l'utilisation des chants des oiseaux et des allusions aux différentes étoiles de nos galaxies », s'en expliquait-il. Il projetait d'ajouter quelques teintes à son instrument, voulait que la cymbale soit diminuée, que le quatrième rang soit bouché sur toute l'étendue du clavier. Il cherchait à utiliser au maximum l'édifice dont les proportions acoustiques sont bonnes. Pas de sécheresse, pas de brouillage, fait assez rare dans une église où les piliers et certains mobiliers font obstacle à la propagation du son, mais une quantité suffisante de rebondissements des ondes pour assurer la poésie harmonique en même temps que la précision des attaques.

L'argent manquait. Je proposai d'en collecter en organisant un concert où je me produirais avec des amis. L'idée fut acceptée. Mes amis, Jean-Philippe Collard, Amaury Wallez, Les Petits Chanteurs à la croix de bois, la Garde républicaine répondirent à l'appel. Le concert eut lieu le 16 juin 1992 dans l'église bien remplie. Je me souviens avoir chanté les *Trois Angélus* de Louis Vierne, œuvre vocale avec orgue, résumé impressionniste et bien senti des trois étapes du jour et de la vie que sont le matin, le midi et le soir. Tantôt paisibles et lumineux, tantôt sombres, tous les sentiment humains y sont gravés.

Notre soirée fut très réussie. Des mécènes y ajoutèrent leur écot et les facteurs d'orgues purent commencer leur travail.

Chanter en récital et en concert était entré dans mes habitudes. Par le passé, je m'étais produite un peu partout en France, y compris plusieurs soirs à la prestigieuse salle Gaveau. Accompagnée par le pianiste anglais Dalton Baldwin, j'avais chanté *L'Heure exquise*, de Reynaldo Hahn, que nous avions d'ailleurs ensuite enregistrée. Les musiciens, dans leur ensemble, étaient inquiets pour ce temple parisien de la musique classique. Propriété d'un couple de passionnés, elle avait besoin, elle aussi, d'être rénovée. Les Fournier n'en avaient pas les moyens. Depuis un certain temps, trop long au goût des mélomanes, l'État hésitait à s'engager. Enfin, en 1992, le bâtiment fut classé, les travaux commencèrent, mais la salle ferma pour ne rouvrir qu'en 2001. Quelle ne fut pas ma joie de m'y rendre à nouveau plusieurs fois, mais comme membre de jurys nationaux ou internationaux où il me fut donné de voir que, malgré la crise économique qui amoindrit les chances et rend difficiles les carrières, de jeunes talents se lancent et reprennent le flambeau !

Pour mes récitals, je privilégiais les mélodies françaises et les lieder que sont les mélodies allemandes. Nées au milieu du XIXe siècle, compositions brèves sur des paroles généralement empruntées à des textes poétiques, souvent d'auteurs consacrés, les mélodies françaises se chantent accompagnées d'un piano ou d'un ensemble instrumental. Le genre a été développé par Gabriel Fauré avec *La Bonne Chanson*, composée sur des poèmes de Paul Verlaine, ou Claude Debussy avec *Ariettes oubliées*, toujours sur des textes de Paul Verlaine. Les lieder, en revanche, apparus dans la première moitié du XVIIIe siècle, affectionnent les textes populaires et les situations sombres du romantisme germanique propices aux états d'âme. Des compositeurs comme Franz Schubert, Johannes Brahms et Hugo Wolf nous en ont laissé de sublimes.

Française ou allemande, la mélodie réclame une grande clarté et une expression précise et simple. La musique n'est ajoutée que pour servir le texte, le rendre plus intelligible et plus sensible. Le compositeur et l'interprète, tenu à une prononciation parfaite, se doivent de connaître les règles poétiques. Pour les interpréter, il faut faire appel à une voix très souple, plus confidentielle et donc demandant moins d'effort que l'opéra, pour exprimer, mais sans emphase excessive, les subtils sentiments sous-tendus par l'œuvre. Ces efforts étaient à ma portée, ils n'exigeaient pas trop de mes cordes vocales, qui ne me faisaient pas souffrir.

J'apportais un soin particulier au cadre, à la présentation, au choix de mes accompagnateurs. Souvent, chaque fois qu'ils étaient libres, je confiais ce rôle à l'Australien David Selig ou à l'Américain de Baltimore, Jeff Cohen, tous deux jeunes pianistes de très grand talent appelés à de très belles carrières. J'avais apprécié David comme ami et comme accompagnateur lors d'une tournée que nous avions effectuée dans toute la Hollande, y compris à Amsterdam dans l'une des salles les plus visitées, possédant l'une des meilleures acoustiques du monde, le Concertgebouw, avec le très fameux Nederlands Kamerkoor, chœur de Chambre des Pays-Bas. J'étais promue chef de chœur. J'avais donc la charge de préparer et de coordonner le chant des différents pupitres. Pour le coup, je m'étais sentie un peu chef d'orchestre, ce que j'aurais bien aimé être et que je n'ai jamais pu réaliser. C'est mon plus grand regret professionnel ! Dans ma jeunesse, un orchestre, comme beaucoup d'autres formations ou corporations, n'aurait pas accepté d'être dirigé par une femme. J'entends maman : « Encore une de tes idées ! »

Que dirait-elle de moi aujourd'hui, prise par la maladie de Parkinson, par mes mouvements saccadés et ma fatigue qui n'en finit pas en dépit de mes pilules finement dosées, des bains bouillonnants et des massages qui me soulagent ?

Quand David n'était pas libre, son ami qui depuis est devenu le mien, Jeff Cohen, le remplaçait avec le même toucher. C'est un musicien aux talents multiples qui accompagne maintenant régulièrement Roberto Alagna et Cécilia Bartoli, Véronique Gens et Ute Lemper. Il a joué dans *Master Class* avec Fanny Ardant, mis en scène par Roman Polanski.

Avec eux deux réunis pour l'occasion en juin 2001, au Festival international de musique classique de Sully-sur-Loire dans le Loiret, dans l'enceinte de l'imposant château du ministre d'Henri IV – sous un ciel d'été que la lumière n'avait pas encore totalement déserté, rouge à l'horizon – j'ai fait mes adieux définitifs à la scène. Pouvais-je mieux marquer mon entrée dans ma septième décennie ? Ce fut si gai, si chaleureux que, bien que déjà parkinsonienne déclarée depuis plus de cinq ans, je n'ai ressenti aucune fatigue, rien que du plaisir, du bonheur et du rire. David et Jeff avaient composé un medley, un enchaînement de mes « hits d'opéra », et au piano ils ont fait entendre « Lucia », « Lakmé », « Rosine », « Gilda » et tous les arias qui ont porté ma voix dans tous les coins du monde. Puis, émue et ravie, j'ai chanté avec mon cœur quelques-unes de mes mélodies préférées. Ma voix, elle aussi, était au rendez-vous. Pour clôturer la soirée, David, Jeff et moi avons joué au piano à six mains. Je ne me souviens plus quel était le morceau, c'était si drôle, si joyeux, si excitant ! Rarement adieux ont été aussi gais, aussi décontractés que les miens. Le public battait des mains, trépignait. J'ai quitté la scène sur une apothéose, sans douleur, sans regrets.

Cinq ans plus tôt, dans l'océan Indien, bien différente avait été la soirée où à la fin d'un récital, sur un paquebot de luxe, j'avais annoncé que c'était le dernier, que je ne chanterais plus en tant que cantatrice, que je ne pouvais plus, que mon corps, ma voix et mon âme me l'avaient annoncé et que je ne pouvais que m'incliner. La fatigue avait pris le dessus. Elle avait frappé à ma porte, revenant à la charge tous les mois, puis toutes les semaines, et enfin tous les jours avec de plus en plus d'insistance. Je ne savais toujours pas qui elle était et ce qu'elle était, mais elle était là, présente, alimentant mon angoisse de ne plus être celle que j'avais été. Ma volonté ne suffisait plus à alimenter mon énergie, ma voix appartenait au passé, même si elle restait gravée sur les disques. En disant adieu au public, je perdais une partie de mon identité. Je m'en allais vers une autre vie, celle d'une porteuse de maladie dont je n'avais pas encore admis la réalité, mais qui m'obligeait déjà à m'économiser et à envisager son insidieuse matérialité. J'étais en larmes, la salle pleurait, le personnel aussi. Et j'étais là, debout, face à eux tous dont je voyais les yeux incrédules et embués de larmes, dans ma longue robe du soir crème, incapable d'ajouter un mot. Je m'en allai sans regarder en arrière, et sans regrets.

Les sportifs de haut niveau s'arrêtent à trente ans, moi j'en avais presque soixante-cinq. C'est mieux. Si je devais recommencer, je voudrais accomplir le même parcours, la maladie de Parkinson en moins. Malgré le trac, les soucis, les difficultés, je recommencerais.

Poussée par ma sœur et par ma mère qui m'entouraient de leur tendresse, j'ai plusieurs fois accepté de donner trois récitals par traversée sur des paquebots en croisière. C'était très agréable, avec des passagers souvent mélomanes. Plusieurs fois maman m'a accompagnée, plaisantant avec les uns et les autres, les réjouissant de son bon sens et de sa bonne humeur. D'Istanbul au Caire, puis jusqu'aux Seychelles, nous avons navigué.

Je voyais maman prendre de l'âge, se voûter un peu, marcher à pas plus petits et plus lents, évitant de se plaindre de son col du fémur réparé. Je ne disais rien, rassurée par son coup de fourchette et sa gourmandise !

J'étais malade, irrémédiablement malade. L'adverbe est terrible, mais j'avais dû l'admettre et regarder en face ce nouvel état. Au début de 1996, une fatigue énorme, comme je n'en avais jamais connu, s'était abattue sur moi. Impossible de m'en débarrasser. J'avais beau me secouer, elle s'acharnait sur moi, me clouant au lit, m'interdisant toute activité, ce qui était me punir. Jusque-là, je ne restais jamais en place. Un premier médecin consulté ne se prononça pas, le deuxième non plus, pas plus que les deux ou trois suivants. Quelqu'un m'indiqua le service de neurologie dirigé par le Pr Olivier Lyon-Caen, à l'hôpital de la Pitié-Salpêtrière à Paris. Le diagnostic tomba : maladie de Parkinson. Les doutes n'étaient plus possibles. Avec quelques médicaments, plus certainement un effet placebo que ressent toute personne prise en charge par la médecine, je me sentis mieux. Mais la maladie me rappela très vite qu'elle était installée à demeure. La fatigue revint. Je dus annuler un récital, rester couchée.

Alors, et alors seulement, je pris en compte l'arrivée en moi d'une grave maladie, de cet élément étranger à mon corps qui voulait en devenir le centre. Puisque je ne pourrais pas détruire cette maladie de Parkinson, qu'enfin je parvenais à nommer, je décidai de retarder sa progression. D'abord je m'assurai de l'équipe médicale. Une relation de confiance s'établit rapidement et j'acceptai le suivi et les conseils. Ce sont les mêmes médecins qui dosent mon traitement depuis quinze ans. À la suite d'un examen clinique simple (tendre les bras mains ouvertes, fermer et ouvrir les mains très vite, tester son équilibre), ils ont débusqué la pathologie qui rationne ma dopamine, autrement dit le carburant qui nous permet de faire fonctionner les machines que nous sommes. À chaque visite, ils matérialisent mon état, et son évolution sur l'échelle universelle d'évaluation en six sections, qui a été mise au point pour évaluer tout parkinsonien. Des cotations me sont attribuées. Dans mon cas, elles sont encore assez basses. Au vu de ces résultats, un traitement médicamenteux a été mis en place, qu'il faut modifier en fonction de l'évolution des symptômes et de leur variabilité, ce qui explique mes visites régulières à l'hôpital. Il n'y a pas de tumeur à extirper, d'organe à remplacer, de plaie à recoudre, juste un traitement qui fluctue : le patient doit recevoir la dose dont il a besoin, ni plus ni moins. D'où de savants dosages toujours à réviser, et mon attachement aux praticiens qui me connaissent, moi et ma Parkinson.

Récitals, voyages, élèves, master classes, jurys, dîners en ville, spectacles, en apparence ma vie continua comme par le passé. Ma voix, que je sollicitais avec modération, retrouvait de la vigueur, s'arrondissait à la demande, jouait sa partition. Mon corps commençait à montrer des faiblesses et à s'agiter sans que je le lui demande. Je faisais front et je parvenais encore à le juguler. Ma vie passée bénéficiait d'un sursis.

Juliette, ma gouvernante, commença à parler de retraite. Cela me surprit car, prise dans le tourbillon de ma vie, j'avais oublié que le temps passait pour elle aussi. Juliette allait me quitter. Ma maison de la rue de Milan me parut soudain bien grande, et ses escaliers très hauts. Il fallait installer un ascenseur. Je n'avais pas le courage de l'envisager. À tous les étages je retrouvais l'empreinte de Cathou, son rire, ses gestes gracieux de ballerine, son regard plein de malice, des mots qu'elle avait dits sur le pas de porte de ma chambre, sa voix qui demandait à Juliette si on allait manger bientôt. Je n'aime pas regarder en arrière. Ce qui est fini est fini. Je mis cette maison en vente et en achetai une autre – plus petite, avec moins d'escaliers – rue Girardon, sur les hauteurs de Montmartre. Deux ans de travaux, de l'activité à revendre et toujours, par moments, cette immense fatigue. À cette époque, je la cachais, je la dissimulais, j'y arrivais encore. À part mes proches, nul ne savait que j'étais malade.

Maman, qui jusque-là me suivait facilement dans mes déplacements, regagna Toulouse, sa ville, sa région, et ne voulut plus en bouger.

– Tu devrais en faire autant, me répéta-t-elle au téléphone. Qu'est-ce qui te retient à Paris ?

Aux portes de la Ville rose, elle avait trouvé la maison de retraite qui lui convenait, s'y était installée pour n'en plus bouger, tout en conservant son dynamisme et ses petits plaisirs.

Jane Berbié, « mon copain de régiment », m'annonça qu'elle aussi redescendait « chez nous » et me pressa de la rejoindre à portée de voix du Capitole. C'était un complot ! Je résistai un an, deux ans, mais mon corps ajouta son grain de sel au débat.

Il a une façon bien à lui de se manifester. Mon buste et mes bras commencent à s'agiter en torsion, sans que je le leur demande. Des médicaments les calment, mais ne les stoppent pas. Désormais, ma maladie de Parkinson se voit. Je n'en ai cure, je l'assume, peu m'importe le regard des gens. J'accepte ce que je suis, je m'accepte telle que je suis. Mon handicap me dérange, mais il ne m'empêche pas d'aller de l'avant et d'entreprendre, de mener ma vie, d'être avec les miens, avec ceux à qui je peux être utile.

J'ai établi ma résidence principale à Toulouse. J'ai cédé, trouvé un vaste appartement en centre-ville, à deux cents mètres de celui de Jane. Je garde un pied-à-terre à Paris, bien placé et fort utile. Toujours des élèves, des prix, des master classes. Je fais des navettes incessantes entre la capitale régionale et la capitale nationale, beaucoup par le train comme au temps des opéras, quand j'étudiais mes partitions en chemin de fer.

À peine le XXIe siècle était-il arrivé que maman, à presque cent ans, rejoignit Cathou. Double tristesse, double peine.

Désormais, lorsque je sors, que mon mal s'agite fort, que je ne parviens pas à le calmer, je prends une canne, par précaution. La musique m'occupe comme toujours, continue à donner un sens à mon existence. Je conserve quelques élèves que je conseille et que j'aide à progresser, à passer des concours. Dans moins d'un mois, à Saint-Lary où je prends une partie de mes quartiers d'été, j'accueillerai la jeune soprano sud-coréenne Hye Myung Kang. Depuis quatre ans, il s'est monté une association en vallée d'Aure dans les Hautes-Pyrénées, qui organise en été un

Festival des petites églises de montagne du secteur. Je m'y rendrai pour l'ouverture. J'y retrouverai des amis et cette jeune cantatrice à l'avenir prometteur que l'on entendra dans l'église de Saint-Lary-Soulan. Que du bonheur en perspective, et si la maladie de Parkinson fait des siennes, j'en viendrai à bout.

Malvina, ma petite-fille, m'a rendu visite la semaine dernière. Excellent prétexte pour faire du shopping. Je l'ai entraînée dans les magasins. En passant devant une petite boutique, elle est tombée en arrêt devant une robe blanche en dentelle. Son visage rayonnait, tandis qu'elle la plaçait devant elle pour en voir l'effet dans la glace de la cabine d'essayage et palpait le tissu. Je la lui ai offerte, me faisant plaisir par ricochet. J'étais assise sur ce banc quand elle est venue me montrer combien elle était belle dans sa robe neuve. Puis elle s'est enfuie, légère, rejoindre un jeune homme qui l'attendait sur la route au volant de sa voiture.

– Crois-tu que je vais lui plaire ? m'a-t-elle demandé en m'embrassant.

Qu'elle était belle et délicieusement vivante ! C'est long et c'est court, une vie. Moi, je n'ai pas vu le temps passer.

– 12 –

Parkinson, notre défi au quotidien

Adolescente, j'ai admis qu'il fallait me taire si je voulais devenir cantatrice. Depuis, ma voix chantée est passée avant ma voix parlée. Il m'est souvent arrivé de réduire la seconde au silence absolu pour obtenir de la première l'ampleur, la souplesse et la rondeur que je souhaitais. Mais aujourd'hui, alors que mon chant occupe toute sa place sur les disques, j'accorde la priorité à ma parole. Je la mets au service des parkinsoniens, cette famille de plusieurs centaines de milliers de personnes de par le monde, à laquelle j'appartiens. Je m'en suis publiquement reconnue membre à part entière à Pamiers, dans l'Ariège, le 7 mai de cette année, lors de l'ouverture du seizième festival Musique au pays de Gabriel Fauré. À la demande de son président, Bruno Favier, j'ai accepté d'être la marraine de l'Association France Parkinson.

Très honorée d'être appelée à tenir ce rôle, j'entends le remplir du mieux que je pourrai.

Je vis depuis seize ans avec cette maladie neurodégénérative affectant le système nerveux central, responsable d'anomalies motrices à évolution progressive. Je ne reviendrai pas sur l'horreur et l'incompréhension qu'a provoquées en moi son diagnostic. Je suis d'abord passée par la colère, avec cette question absurde que toute personne gravement malade et à qui on vient de l'annoncer se pose : « Pourquoi moi ? Pourquoi mon corps me trahit-il de la sorte ? » Puis j'ai décidé de la combattre, de lui rendre la vie aussi difficile qu'elle prétendait me la rendre, ce qu'elle parvient, hélas, trop souvent à faire. Motivée par ce défi, fidèle à l'équipe médicale qui me suit, respectueuse des traitements qui me sont prescrits, attachée à ma cure d'Ussat-les-Bains en Ariège, je profite de mes journées et mène une vie sociale bien remplie. Le regard des gens qui s'étonnent de mon agitation désordonnée ne me perturbe pas. Parfois j'aimerais qu'il soit plus fraternel, moins interrogatif, mais il passe. Je m'accepte telle que je suis, je ne peux rien y changer.

À toutes mes sœurs et tous mes frères parkinsoniens, sans me mettre en avant parce que je n'aime pas ça, mais parce que je suis votre marraine, je conseille de conserver aussi longtemps que vous pouvez des activités sociales. Elles vous détendront, vous motiveront, vous stimuleront. Elles empêcheront votre isolement et vous procureront du plaisir. C'est capital et vous y avez droit. Rien n'est plus invalidant, plus stressant que du temps sans but, vide d'objet et de paroles amies. Notre mal n'aime rien tant qu'un moral dégradé et cette vacuité dans laquelle il prospère. Je vous dis de ne pas cultiver à l'infini des regrets sur un passé qu'on a tendance à voir de plus en plus flamboyant. Le comparer à sa situation actuelle est source de désespoir. C'est refuser de la voir telle qu'elle est, et donc de la vivre au mieux.

Chacun d'entre nous, et nous sommes chaque année en France dix mille de plus, a sa méthode, ses petits « trucs » pour accommoder au mieux ses handicaps. Nous en parlons entre nous et avec nos soignants. La cure se révèle un lieu excellent pour ces échanges. Nous avons à disposition professeur de gymnastique, kinésithérapeute, sophrologue, orthophoniste pour nous aider à en tirer parti. Henri, le professeur de gymnastique, nous a préparé une notice qui rassemble les gestes élémentaires susceptibles de faciliter notre quotidien une fois de retour à la maison. Si ces points de repère sont précieux et utiles, l'expérience de l'un ne peut guère servir à l'autre. Pour chaque malade, un programme d'exercices très précis doit être établi après un bilan complet, et modifié en fonction des progrès et de la symptomatologie. Comme la kinésithérapie, les exercices d'Henri permettent d'éviter des douleurs, de mauvaises positions et de conserver une bonne musculature. Il aimerait, dit-il, que ses recommandations et son savoir-faire, construits sur sa pratique, son observation et sa réflexion, s'appuient sur une recherche scientifique. Elle fait encore défaut et il est urgent de la promouvoir.

Les cellules nerveuses se situent au centre du cerveau, dans une zone appelée « substance noire ». Lorsqu'elles sont en bonne santé, ces cellules produisent de la dopamine, un messager chimique qui régit et contrôle nos mouvements. Pour agir correctement, la dopamine doit combiner son action avec un autre intervenant, l'acétylcholine. Le travail qu'elles fournissent de concert requiert un délicat équilibre. S'il n'est pas respecté, des dérèglements apparaissent, divers et variés, correspondant à l'intensité des manques, variables selon chaque individu et le stade de la maladie. Certains apparaissent, disparaissent puis réapparaissent, jamais systématiquement ni tous en même temps. La maladie de Parkinson ne se résume pas à des tremblements comme on le croit communément. Un parkinsonien peut être lent, présenter des troubles de la marche, des pertes d'équilibre, une incontinence, des difficultés de concentration…

Cette étrange maladie, décrite pour la première fois en 1817 par le médecin anglais James Parkinson, frappe plus les hommes que les femmes, sans que l'on sache pourquoi, généralement après cinquante ans. Malgré les récents progrès de la neurologie, qui affine les traitements oraux visant à remplacer l'action de la dopamine, et de la chirurgie qui, dans certains cas, et si le patient n'a pas dépassé soixante-dix ans, implante dans le cerveau des électrodes suppléant les influx déficients, la médecine ne sait toujours pas la prévenir ni la guérir. Les traitements atténuent ou masquent les symptômes. Ils ne s'attaquent pas à la racine du mal. Elle reste à découvrir. Cette sacrée maladie est loin d'avoir livré tous ses secrets !

Le 12 avril dernier, dans le cadre de la Journée mondiale de la maladie de Parkinson et pour clore ses états généraux, France Parkinson a remis à la ministre de la Santé, Roselyne Bachelot, un Livre blanc en quatre points.

Il demande aux pouvoirs publics de structurer le système de soins avec la création de pôles de référence régionaux concentrant une prise en charge pluridisciplinaire. Plus de vingt professionnels (neurologue, kinésithérapeute, ergothérapeute, assistante sociale...) peuvent être amenés à intervenir et sont à l'heure actuelle dispersés.

Il réclame un accès facilité à la prise en charge en affection de longue durée, qui intervient aujourd'hui seulement en moyenne à soixante-quatorze ans.

Il met le doigt sur les troubles du comportement que peuvent causer les traitements. Cela peut être, par exemple, des achats compulsifs ou une addiction au jeu. Les malades et leurs familles devraient être alertés sur ces effets indésirables, qui peuvent engendrer des situations familiales graves.

Il souhaite surtout, et c'est notre vœu à tous, voir se développer la recherche selon trois axes. D'abord, mettre au point des médicaments supprimant ou atténuant les symptômes qui ne répondent pas au traitement à la L-Dopa, médicament qui se substitue à l'action de la dopamine. Puis comprendre les mécanismes de la mort des neurones pour stopper la progression de la maladie. Enfin, découvrir les biomarqueurs, neuro-imagerie, dosages dans le sang qui permettraient un diagnostic précoce.

Le Livre blanc demande également que soient identifiés les facteurs environnementaux susceptibles de favoriser l'apparition de ce mal, dans l'industrie et en particulier dans le milieu agricole, où plusieurs études ont mis en cause les pesticides.

Bien que les miracles ne puissent venir que de la recherche, trois semaines de soins adaptés à Ussat-les-Bains soulagent. Ils ne guérissent pas, mais aident à repousser certains inconforts douloureux. Ussat, comme on dit en Ariège, est une station thermale à taille humaine. L'ambiance y demeure familiale, avec des soins de bonne qualité, bien organisés, assurés par un personnel attentionné, disponible et très gentil. L'animatrice du temps libre est formidable, pleine d'idées. L'air de la montagne, les eaux thermales dont les caractéristiques conviennent à la maladie de Parkinson me l'ont fait choisir comme lieu de cure. Chaque mois de juin m'y ramène. Certains curistes plus atteints s'y trouveraient bien à l'année. Il y manque une maison des parkinsoniens pour les accueillir. Ils la voient en rêve, en parlent entre eux, et ces conversations meublent leur solitude. À les écouter, à réfléchir avec eux, à l'envisager telle qu'elle devrait être construite, du moins telle que nous la pensons, je me suis mise moi aussi à y croire. Il m'est doux de clore ce récit de ma vie, de tant de combats menés, en souhaitant que cette structure devienne une réalité. Il fait si bon en été, sous les arbres séculaires d'Ussat-les-Bains…

– Discographie – sélective

Opéras intégraux

Auber
Fra Diavolo
N. Gedda, J. Berbié, T. Dran, J. Bastin
Ensemble choral J. Laforge
Orchestre Philarmonique de Monte-Carlo
Direction M. Soustrot
EMI

Manon Lescaut
J.-C. Orliac, P.-C. Runge
Orchestre Lyrique de Radio France,
Direction J.-P. Marty
EMI

Bizet
Don Procopio
A. Vanzo, J. Bastin, E. Blanc, R. Massard
Orchestre lyrique de Radio France,
Direction B. Amaducci

Le Chant du Monde
EMI

Delibes
Lakmé
R. Soyer, C. Burles
Orchestre et chœurs du Théâtre National de l'Opéra-Comique, Direction A. Lombard
EMI

Massenet
Werther
V. de Los Angelès, N. Gedda, R. Soyer
Orchestre de Paris Direction G. Prêtre
EMI

Rossini
Le Barbier de Séville (en français)
M. Manuguerra, C. Burles, J. Mars, J.C. Benoît
Orchestre de l'Opéra de Paris, Direction J. P Marty
EMI

Guillaume Tell
M. Caballé, N. Gedda, G. Bacquier
Royal Philharmonic Orchestra
Direction. L. Gardelli
EMI

Opéras (extraits)

Donizetti
Lucia di Lammermoor (en français)
A. Vanzo, R. Massard
Orchestre et Chœurs, Direction G. Sébastian
Barclay

Opérettes

Hahn
Ciboulette
N. Gedda, J. Van Dam, C. Alliot-Lugaz, F. LeRoux, J.-C. Benoît
Ensemble choral J. Laforge. Orchestre philarmonique de Monte-Carlo. Direction C. Diederich.
EMI

Messager
Véronique
A. Guiot, M. Dens, J.C. Benoît
Orchestre de l'Association des Concerts Lamoureux. Direction J.C. Hartemann
EMI

Offenbach
La Grande Duchesse de Gerolstein
R. Crespin, A. Vanzo, R. Massard, C. Burles
Orchestre et Chœurs du Capitole de Toulouse. Direction M. Plasson
CBS

La Vie parisienne
R. Crespin, J.-C. Benoît, M. Sénéchal, L. Masson
Orchestre et Chœurs du Capitole de Toulouse. Direction M. Plasson
EMI

Orphée aux Enfers
J. Berbié, J. Rhodes, M. Sénéchal, C. Burles, M. Trempont
Orchestre et Chœurs du Capitole de Toulouse. Direction M. Plasson
EMI

Récitals

Airs d'Opéras Français

Roméo et Juliette, *Hamlet*, *Lakmé*, *Mignon*, *Manon*, *Les Pêcheurs de Perles*, *Les Contes d'Hoffmann*
Orchestre de l'Opéra de Paris. Direction J.P. Marty
EMI

Airs d'Opéras Italiens

Lucia di Lammermoor, Rigoletto, La Gazza Ladra, I Capuletti e i Montecchi, La Sonnambula, Il Barbiere di Siviglia
Orchestre de l'Opéra de Paris. Direction G. Masini
EMI

Duos d'Opéras Français avec Nicolaï Gedda

Le Roi d'Ys, *Manon*, *Les Pêcheurs de Perles*, *Les Huguenots*, *Roméo et Juliette*, *Mireille*, *Orphée*
Orchestre de l'Opéra de Paris. Direction P. Dervaux
EMI

Airs d'Opérettes

Les Noces de Jeannette, *Madame Chrysanthème*, *Les Trois Valses*, *Le Pays du Sourire*, *La Veuve Joyeuse*, *Pomme d'api*, *La Petite Mariée*, *Les Cent Vierges*
Orchestre Philarmonique de Monte-Carlo. Direction P. Dervaux.
EMI

Discographie

Mélodies

Hahn
À Chloris, Si mes vers avaient des ailes, Nocturne, Quand la nuit n'est pas étoilée, Les Cygnes, Paysage, D'une prison, Offrande, Quand je fus pris au pavillon, La délaissée, Infidélité, Seule, La chèr blessure, L'Incrédule, Rêverie, Sur l'eau, Séraphine, Le Rossignol des lilas, Fumée, Le Printemps, Mai, Chanson au bord de la fontaine, Je me metz en votre mercy, Fêtes galantes, Chanson d'automne, Tous deux, l'Allée sans fin, l'Heure exquise
D. Baldwin, piano
EMI

Poulenc
Fiançailles pour rire, La courte paille, Airs chantés, Ce doux petit visage, C, À sa guitare, Métamorphoses, Quatre poèmes de L. de Vilmorin, Nous voulons une petite sœur, Les Chemins de l'Amour
G. Tacchino, piano
EMI

Ravel
Cinq mélodies populaires grecques, Tripatos, Ballade de la reine morte d'aimer, Manteau de fleurs, Rêves
In Intégrale des mélodies
T. Berganza, F. Lott, J. Norman, G. Bacquier, J. Van Dam
D. Baldwin, piano
EMI

Musique contemporaine

Chaynes
Quatre poèmes de Sapho
Trio à cordes Français
EMI

Jolas
Quatuor II
Trio à cordes français
EMI

Ohana
Syllabaire pour Phèdre
J. Marais, J. Danjou, C. Boucher
Ensemble Ars Nova de l'ORTF.
Direction M. Constant
ERATO

Schönberg
Die Jacobsleiter (L'Echelle de Jacob)
S. Nimsgern, O. Wenkel, P. Hudson, I. Partridge, J. Shirley-Quirk, A. Rolfe-Johnson, K. Bowen
BBC Symphony Orchestra et Chorus.
Direction P. Boulez
CBS

Musique sacrée

Vivaldi
Motets « In furore » et « O qui coeli »
Orchestre de Chambre de Toulouse.
Direction L. Auriacombe
EMI

Table des matières

France Parkinson, reconnue d'utilité publique, rassemble 10 000 adhérents et sympathisants ; leur soutien est essentiel pour faire sortir de l'ombre la maladie et obtenir des avancées concrètes.

Forte de ses soixante comités locaux et de son Comité Scientifique, l'association soutient la recherche, les malades et leurs familles afin d'aider aujourd'hui et de guérir demain.

Pour s'informer, adhérer, donner :
www.franceparkinson.fr

Hors-texte photographique :
Collection privée de l'auteur

Direction éditoriale
Aurèle CARIÈS

Composé par Nord Compo Multimédia
7, rue de Fives, 59650 Villeneuve-d'ascq

Impression réalisée par

CPI
BRODARD & TAUPIN

La Flèche
en septembre 2010

Imprimé en France
Dépôt légal : octobre 2010
N° d'impression : 60440
ISBN : 978-2-7499-1277-6
LAF 1336